からだをなおせるのは自分だけ

こころとからだを整える　伊豆ふるさと村　秋山先生の言葉

ふるさと村
自然食養学会
山田 剛 著

イラスト
草野かおる

監修
自然食養学会主宰
山西 茂

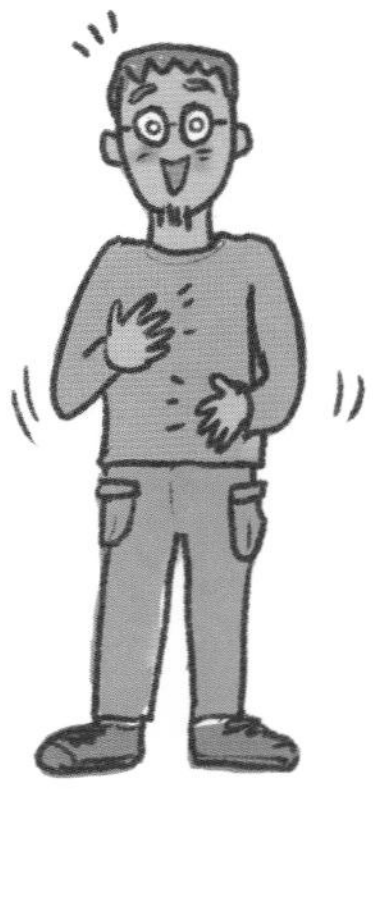

はじめに

２０１５年４月のことです。当時、完全自給自足の「食養」を目的とする、伊豆のふるさと村にお世話になって丸４年となったボクは、改めて食養の基本に立ち戻ろうと、この村の主宰者である秋山先生のお話を聞き取ったメモ帳を見直し、印象に残った先生の言葉をまとめ始めました。

ふるさと村で囲炉裏を囲み、秋山先生が食事の時に話してくださる、食のこと、動物や植物などの自然のこと、健康や病気のこと、人生観や死生観まで、とても幅広い内容で、気になることや新たに発見したことのメモを取り続けており、そのメモ帳の冊数は約２年分で33冊を数えました。

秋山先生の食養で激的にからだが変化し健康になったボクは、本を書くことになり、２０１７年に『伊豆の山奥に住む仙人から教わった　からだがよみがえる「食養術」：ダメなボクのからだを変えた　秋山先生の食養ごはん』（草野かおるさんとの共著、徳間書店刊）で、秋山先生のことばの一部をまとめることになりました。

その後も、ボクは秋山先生の暮らす母屋のそばに住みながら、いろいろなことを先生に質問し続けました。

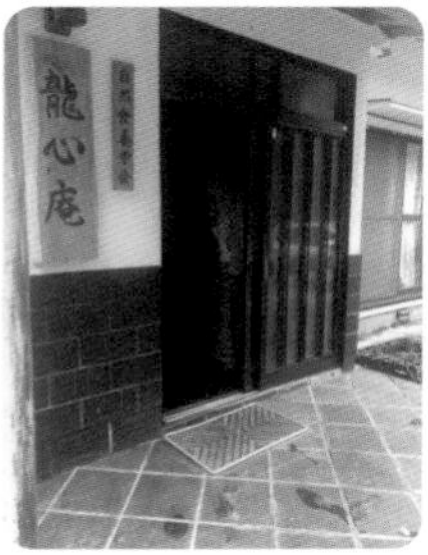

ふるさと村の母屋の玄関

ふるさと村は、静岡県伊豆半島の西南にある松崎町から、さらに町から外れて山の方に向かい、車が行き違うことが難しい山道を２kmほど登った山奥にあります。

村と言っても、そこに村人が住むわけではなく、北海道から沖縄まで全国に住む、ふるさと村の趣旨に賛同してくださっている会員の方々がいる『村』です。

このふるさと村を作った秋山龍三先生は、戦前に千葉県成田市に生まれ、中学２年生の時に終戦を経験し、戦後、小学校の教師になりますが、上京して大学入学や小説家を目指すも、お金が尽き、お寺の本堂の縁の下で一夜を明かしたことがきっかけで、そこで働くことになり、下働きから、やがて大僧正の秘書を経験します。

この経験が、先生の料理や人生観や死生観に大きな影響を与えることになります。また、今度はお寺を出て、シナリオ研究所に通い、文学で身を立てることを目指します。

先輩の同人誌を手伝っている時、その挿絵を描いていた沼田勇博士に出会います。

沼田博士は当時、伊豆の大仁《おおひと》で注射やメス、薬を一切使わずに食養だけで入院患者の病気を治療する病院を経営されていました。ここで秋山先生は『食養』と出会うことになります。

小さい頃、玄米菜食や野草や保存食などの粗食少食で暮らす先生のお祖母《ばあ》さまが、病気一つせず（病気をすることなく92歳の天寿を全《まっと》う）、自らも健康であること。また、一日二食の、粗食のお寺の精進料理でも痩身痩軀《そうしんそうく》の僧侶たちが風邪一つひかず、高齢の高僧が早朝から夜遅くまで激務をこなしていることと、沼田博士から教わった食養が繋がったのです。その後、何度も沼田先生の病院に泊まり込み、食養の実際を学びます。

その頃、結婚し子どもが生まれることになり、文学で身を立てることを諦めかけたギリギリで応募した脚本が、ＮＨＫのテレビドラマ脚本『第一回子どものためのテレビドラマ脚本募集』に採用されます。その後、『水戸黄門』の台本も担当します。しかし、シナリオだけでは家族を養うことはできず、いろいろな仕事を掛け持ちしながらの生活だったそうです。

そんな時に、ある雑誌から大手進学塾の実態を取材して記事を書いてほしいと依頼を受けました。当時は進学塾が乱立し、受験戦争や偏差値教育、学級崩壊や家庭崩壊、校内や家庭内での子どもの反抗や暴力が社会問題となっていた時代でした。

秋山先生はその取材を通じて、成績が優秀な生徒を選別して入塾させて、受験の合格率の高さを示すことで塾生を集めたり、塾生から多額の受講料を取る一方で、教壇に立

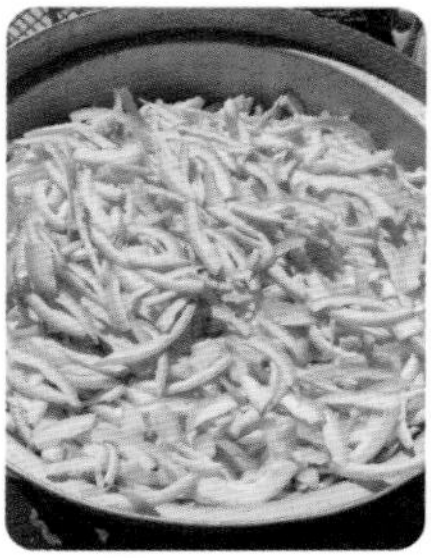

山で採れた甘夏で
マーマレード作り

つ講師を大学生のアルバイトに任せ、少数の正社員で運営して人件費を削ることで大きな利益を上げている実態を知りました。

それは子どもの教育のための組織ではなく、お金を儲けるための組織で、秋山先生が考えている理想の教育とはまるでかけ離れたものでした。

そのような大手進学塾の内情に怒りを覚え、雑誌の記事も書き終わらないうちに自分で理想の教育をやってやろうと決心し、営利塾から子どもたちを取り戻すための私塾『伸英学園』を立ち上げます。

その基本方針は、受験や偏差値のための勉強ではなく、子どもたちの生きる力や人間力や生活力を養成するため、

『親は子どもの手本であり、親が教育を取り戻す（それには親の教育が必要）』
『子育て、教育の基本は、子どもを1日でも早く自立させること』
『年齢に応じた生活力が身につくと、自ずと勉強し成績が上がる』
『自分で考えて行動でき、その責任を負えるようになること』
『食でからだと精神の健康を育成する（子どもがキレるのは食の問題もある）』

という基本方針で、親も月1回の勉強会を実施し、参加しないと退塾になるという塾でした。

秋山先生は、54歳の1985年に、それまで運営していた『伸英学園』を続けながら、埼玉から通いで西伊豆の松崎の山奥にある甘夏の山を開拓し、通いで田んぼを始めました。そして、59歳の1990年に、15年続けた塾を閉めてふるさと村に移住、その後2年間で自給自足を達成。63歳の時には田んぼ140アールに、無農薬で機械を使わず、手植えで100俵収穫しました。その後も、71歳まで米づくりを続けます。

また、1997年には『自然食養学会』を発足し、2000年から法政大学で市民講座の形で月1回、食養懇話会を開催して、食養を広めるとともに、ふるさと村では安全なお米や野菜や手づくりの加工品を提供し、休むことなく精力的に活動されてきました。

秋山先生は80歳をこえてからも、からだやこころの不調を訴える方や病院に見放された方、断食される方たちの療養滞在を受け入れてきました。健康や病気の回復には笑うことや楽しむことも必要と、毎晩遅くまで、滞在者や来客を楽しませるため、先生は好きなお酒を飲み、いろいろな話をされていました。

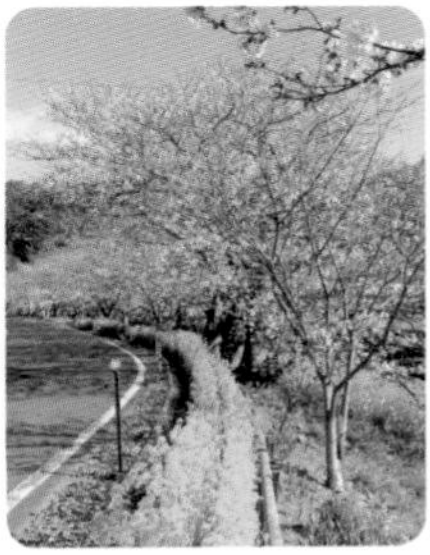

松崎の町中を抜けて、
ふるさと村へ

しかし、先生はすべてのことに「一期一会」の精神で、あらゆる瞬間に全力で向き合ってこられたので、ふるさと村の業務をこなすにはすでに限界が来ていたのだと思います。

２０１５年、秋山先生は84歳で、ふるさと村の業務を後任の山西さん（ボクより５年前の２００５年にふるさと村に移住）に運営を任せ、引退されました。

その後、からだを動かすと関節やからだに痛みを感じるため、「動かなければ大丈夫」とベッドに横になっておられる時間が多くなりました。

心配をかけるとの理由で、人に会うことを断っておられた秋山先生が、２０１６年の５月に発売された先生の著書『「食事」を正せば、病気、不調知らずのからだになれるふるさと村のからだを整える「食養術」』（草野かおるさんとの共著、ディスカヴァー21刊）が好評で反響もあったことから、本を読んで来られる方には直接会われるようになりました。

また、来客がない時は、それまで忙しくてなかなかできなかった大好きな読書を「神様が与えてくださった時間」と、ベッドでされる日々でした。

そして、ボクの質問に対しても、細かい数字や過去の記憶の細部まで明確にすぐ答えられるのは以前と変わりありませんでした。

ふるさと村のトイレや台所は、先生の部屋から少し離れているのですが、亡くなる直前まで、自らトイレや台所に行くことができ、料理を作り食べることもできました。そして、ボケることなく、亡くなる前日も山西さんと普通に会話されていました。ボクもその１週間ほど前に東京に行く挨拶にうかがった時、いつもと同じように「運転気をつけて、いってらっしゃい」と言われ、手を振られた姿を今も思い出します。

そして、２０２１年５月８日の朝、山西さんがふるさと村に行くと、先生はベッドの上で眠るように亡くなられていました。先生のご親族への連絡の後、ボクも知らされ母屋に行きました。

先生は手を胸の上に合わせて、表情はとても穏やかでした。また、ボクの髪はすでに真っ白なのですが、先生のゆったりした黒髪にほんの少し白髪が混じって見えたのがとても印象的でした。

山西さんが前日の夕方に先生と挨拶を交わして帰宅されたので、先生は夜中に眠ったまま亡くなられたのだと考えられます。

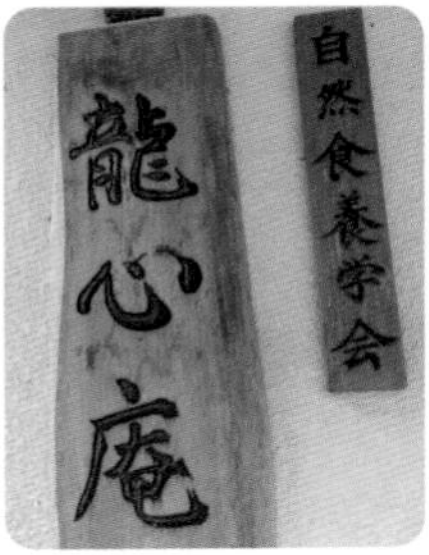

秋山先生が掲げた看板は
今も玄関に

当時のボクは、東京に用事があり、行き来していたこともあり、ボクが先生に、インフルエンザや新型コロナなどの感染症を移すわけにはいかないので、先生の元に頻繁に会いに行くことを控えていましたが、ある時、新型コロナウイルスの潜伏期間を過ぎてから先生にお会いしに行った時に、突然、先生から「『楽我記《らくがき》』にすべて書いたから、読み直すように」と言われました。

『楽我記』とは、秋山先生がふるさと村を開村した１９８７年から２０１５年の１５７号までの28年間、先生が中心となって、ふるさと村の会報として書き綴《つづ》ったものです。28年間に『楽我記』に書かれた分量は、４００字詰めの原稿用紙に換算すると、約４５００枚の分量で、単行本１冊を約18万字（17行42字で２５０ページ）とすると、10冊分に当たります。

そして、秋山先生は若い頃、文学青年で作家を目指していたこともあり、浅学のボクには、辞書を引かないと読みこなせない表現や言葉遣い、旧仮名遣いや常用以外の漢字、深い意味を含んだ表現などが多く、何度か読んではじめて意味が繋がったり、発見もたびたびありました。気合を入れないと読みこなせなくて、『楽我記』にはなかなか取り付くことができませんでした。そのため、先生が書いたものを読み込まず、すぐに先生に質問していました。

先生に「『楽我記』にすべて書いたから、読み直すように」と言われたのち、40〜50年前の学生時代さながらに、難しい言葉や表現を書き出し、辞書を引き、意味を考えながら『楽我記』を読み返し始めました。

そして、秋山先生の食養について、さらに新たな発見や、より理解できたことがあり、今回、『楽我記』や先生の話を書き留めたメモから厳選し、皆さまに秋山先生のことばを伝えたいと思います。

山田 剛

目次

第四章 本当の宝物は健康

第五章 日本人が昔から食べてきたもの

付記　日本人が長く食べてきたもの

第一章
食養とは

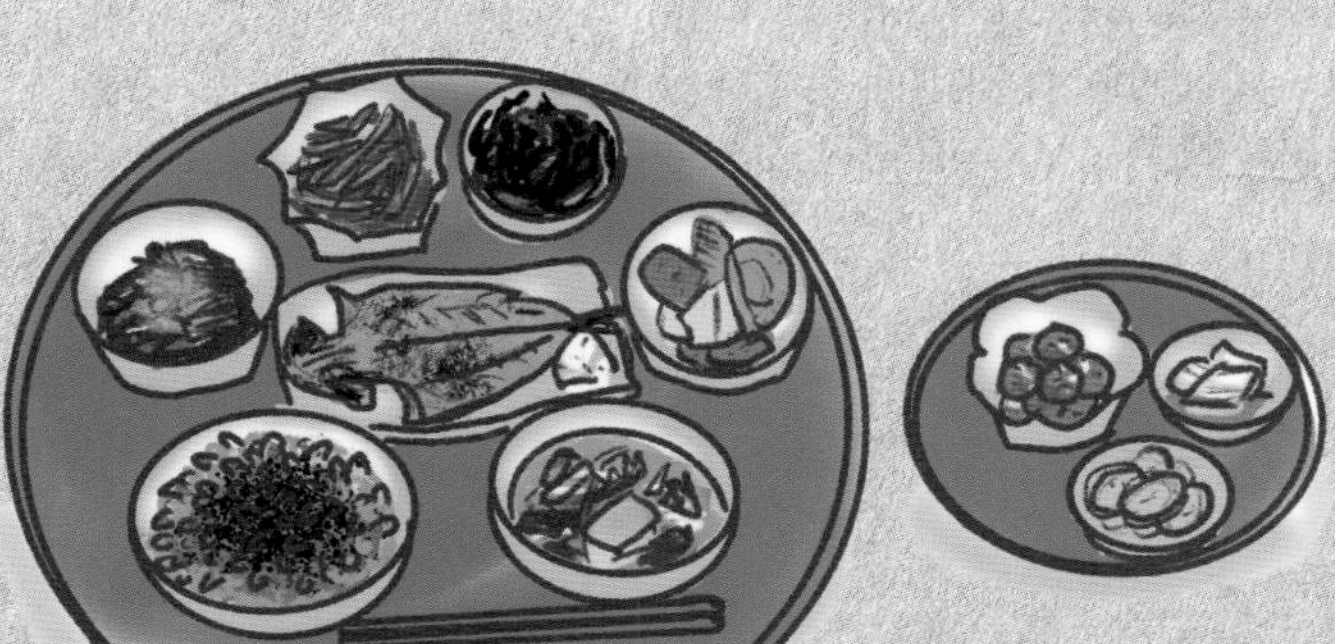

食べものが血液をつくり、血液がからだをつくる

健康は、日々の生活ではなかなか意識することはありませんが、本当にすごいことだと思います。物が見え音が聴こえ匂いがわかり、手足が思うように動かせること。からだに痛みや違和感を覚えないこと。食べものが食べられて、ちゃんと消化吸収され、その栄養が血液によって全身の各細胞に運ばれること。また、呼吸で取り入れた酸素が血液により全身の各細胞に運ばれること。そして、その2つが各細胞のミトコンドリアの中で結びつき、十分なエネルギーが作られること。母体の中で心臓が動き出した時から、命を全うするその時まで、心臓は一度も途切れることなく動き続けています。

「食べものが血液をつくり、血液がからだをつくる」

これは、秋山先生から食養を学ぶにあたって、最初にいただいた言葉です。ふるさと村で秋山先生に出会うまで、まったく食べることに気遣うことなく生きてきました。

ボクは、幼い頃から偏食が激しく、野菜をほとんど食べず、病弱だったので、家庭には、それを補うためのビタミン補助食品とともに、胃腸薬や整腸薬などの医薬品類が常備されていました。

さらに、小児ぜんそくの持病があり、発作が起きるとよく吸入器を使い、体質改善のため定期的に病院に通い注射をしていました。

小学校の低学年の頃は、腎臓が弱く、自家中毒（周期性嘔吐症）や腎炎で入院したり、学校の体育は休み、水泳も小学校の高学年になるまで参加したことがありませんでした。

そのように、幼い頃から病院に行くことが多く、薬もたくさん使っていたので、病院や薬に疑問を感じることはありませんでした。

働き始めて病院に行くことは減りましたが、食生活に気を使うことはなく、美味しさや量、安さや簡便さを求め、さらに、栄養ドリンクやチョコレート、菓子パンとコーヒーやジュースで食事を済ませるようにもなっていました。

また、不調を感じたり、頭痛や風邪の症状があったりすると、効果のある市販薬や栄養ドリンク、補助食品やサプリメントなど、いろいろ試すような生活を続けていました。

今考えると、秋山先生に出会うまでに、よく倒れなかったと思います。

そんなボクが、秋山先生に作っていただいた食事によってからだが変わり、無農薬の野菜や発酵食品などの自然に近い食べものや、野草などの自然のものには大きなエネルギーがあることを教わりました。まさに『食べものが血液をつくり、血液がからだをつくる』を実際に体験させていただいたのです。

虚弱体質だったからこそ、食べものを疎《おろそ》かにしていたことも、食べもののすごさも、身をもって知ったのです。

「食べるものを正すことで腸内環境を整え、断食で宿便を取り除き（筆者注：先生は断食の指導もされていました）、血液をキレイにすることが、健康への第一歩であり、体調を整えます。内臓は血液のpHを保つために働き続けています。

添加物や薬、肉や糖分の多い現代食で、酸性に偏った食事を続けていると、内臓は酷使され、弱い箇所から発病するのです」

秋山先生は、血液は腸から吸収されたもので作られていると考えていました。

生きた食べものを食べる

「自然界の生きものは、他の生きもののいのちを食べることで生きています。それが、自然本来の食です。

人間が火を使い始めて、すでにおよそ80万〜180万年が経《た》っていると考えられます。

火を使えるようになって、食べて消化する時間が格段に短くなり、他のことに時間が使えるようになりました。同時に、火を使った食べものを消化吸収して生きることができるように適応し変化したと考えられます。しかし、食べものを保存するために、食品添加物を今のように、大量に使うようになったのは、科学が進歩した最近です。

科学の進歩で生活や食事が変化し始めたのは、長く考えても産業革命以降、日本では大きく変化したのは明治初期、さらに大きく変化したのは戦後です。

まだ、その大きな変化にからだが適応し変化しきれていません。

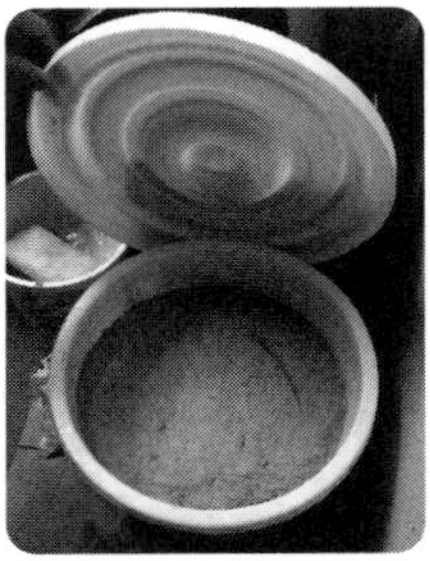
ふるさと村の
ぬか床

からだに負担をかけない食べものは、自然界から得た、なるべく加工しないものを、生きる糧《かて》にするのがベストです」

ふるさと村の生きた食べものというと、真っ先に頭に浮かぶのが秋山先生自慢のぬか床です。先生のお祖母さまから受け継いだ、大正元年からのぬか床に、ふるさと村で育った野菜たちをくぐらせていただくことは、ボクにとって最高の贅沢だと思うのです。

人は水でできている

秋山先生は、自給自足で生きていくためには、水と田畑と少しの山が必要と考えていました。そのなかで一番不可欠で大切なものは〝水〟とおっしゃいました。

「人が生きるために、空気の次に必要なものは水です。からだの60～65％は水分でできています。胎児は約90％、新生児は約75％、子どもは約70％で、どんどん比率が下がり、高齢者では50～55％になります。食べものと同様に、健康のためには良い水が必要です」

秋山先生は、より良い水を探し求めてふるさと村の地に辿り着きました。

食べることは、生きることであると同時に、死に近づくこと（命を縮めること）

食べることは、生命を維持するための絶対条件です。

そして、あまり指摘されていないことですが、同時に、食べることが死への絶対条件であるという考えが秋山食養の根底にあります。

「多くの人はあまり意識していませんが、口にした食物が飲み込まれ、胃に嚥下《えんげ》されるごとに、消化管だけではなく、心肺をはじめ血液、各臓器や器官、さらには筋肉や神経組織が連動して動き、各細胞でのエネルギー生産まで繋がっています。

食べることで、からだのほぼ全ての、器官や血液や細胞の稼働が迫られるのです。

食べることは、エネルギーを生み出す生命の活動に必要不可欠なものであると同時に、大きなエネルギーを使っている活動でもあるのです。

動物は、生きるために食べ、食べることによって生命を消費しています。細胞や器官は日々再生されますが、その再生にも限界があります。

『食べることは生命を削っていること』でもあるのです。

現代は、これまでのどの時代に比べても、食べる回数や食べる量が大きく増えています。

栄養分が行き渡ることと引き換えに、からだの臓器や器官、血液や細胞は、疲労し消耗しているのです」

よく嚙んで食べることは命を長らえる唯一の手段

ある時の話です。秋山先生が若い頃、食養を学んでいる時に実験に参加したエピソードを聞きました。

それは、嚙む回数によって食べものを嚥下した時の、胃や腸の様子を、X線や他の医療機器で観察するというものでした。

通常は、食べものを呑《の》み込み、食道から胃へ嚥下した瞬間に、胃や腸は蠕動《ぜんどう》運動を始めます。

固形物や肉や油が多い場合には、胃の蠕動運動は長時間にわたって激しい動きを示し、心臓の拍動も血流も速くなり頭部から胃周辺に多く集まり、肺は酸素を要求します。

実験は、嚙む回数を10回、20回……１００回と変えながら観察していきます。

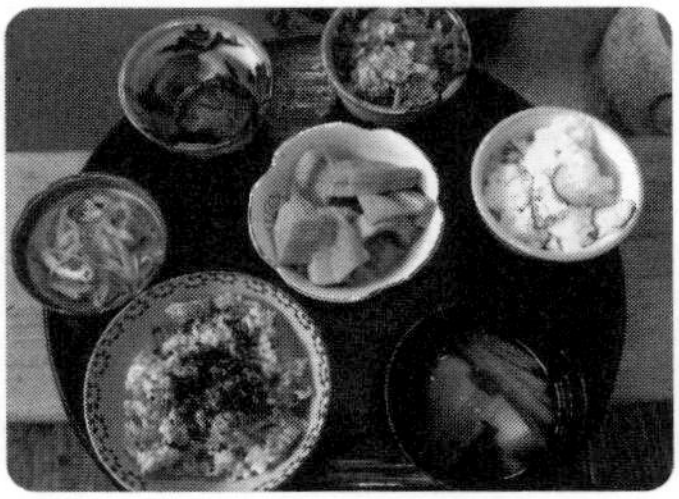

ボクがいただいた
秋山先生のご飯

30回、50回……70回と、嚙む回数が増えるに従い、どんどん胃の蠕動の反応が減り、100回を超えると、嚥下した食べものは液状化して一本の筋にも見えるようになりました。

すると、胃をはじめとした臓器の運動がほとんど見られなくなったのです。

その状態で、胃から腸へ食べものが移動していくので、胃に集まる血流もゆるやかになり、肺が要求する酸素量も減ります。

これにより、秋山先生は食養で病気を治そうとする場合には、100回以上嚙むことを指導するようになりました。

「よく嚙むことで、消化に関わる消化器など臓器の負担は大きく減少します。人が生きていくうえで、とても大きなエネルギーを使い、内臓などの臓器や血管を酷使している消化・吸収や、分解・解毒・排出、エネルギーの創出と循環の労力などで消費するエネルギーを抑えることができるのです。そしてよく嚙むことは、私たちが意識してできること。それは私たちができる『命を長らえる唯一の手段』です」

動物は「安静・保湿・断食」でからだを癒し治す

「自然界の動物は、『安静・保温・断食』でからだを癒し、治しています。

かれらは、本能で、食べることがエネルギーの消費に繋がることを知っています。

そして、自身が持っている『自然治癒力』を最大限に発揮するために、からだを動かさず休め、丸まってからだを温め、食べることを止《や》め、からだを癒し治すことに、すべてのエネルギーを使います。


また、『人類の歴史は飢餓の歴史』と言われるように、人類は、その歴史の大半を食べものが十分に得られない状況と戦い、生き延びてきました。

からだは飢餓や食べものが十分に得られない状況に適応し変化してきたのです。

血糖値が低下した時に働くホルモンは、グルカゴン、成長ホルモン、アドレナリン、甲状腺ホルモン（チロキシン）、糖質コルチコイド（コルチゾール）の5種類あり、からだは血糖値の低下、つまり食べものが食べられない状況に対して何重もの防御体制を持っています。

その一方、血糖値が高い場合（食べものを食べすぎたり、栄養が過剰な状況）に働くホルモンは、インスリンの1種類だけです。

ヒトのからだはまだ、食べものが少ない状況に適応し、現代のように、食べものを、いつでもどこでも、空腹でなくても食べ、常に栄養が体内に豊富にある状況には対応していないのです」

健康、長命の鍵は「少食・保温・安静」

秋山食養の根底には、自然界を観察して得た洞察があります。

それは、『少食』『保温』『安静』の3つだと思います。

秋山先生は、幼い頃から、自然の中で暮らし、多くの植物や動物と接し、動物がケガを治す過程を観察していて得た知見に加え、自然界には医師がいないこと、そして、文明や科学や技術が進歩して、人間が動物であることの本性を失いつつある状況から辿り着いた結論だと思います。

『少食』

先生はよく、「食べることは生きることであり、同時に死に近づくことである」と言われました。生きるためには、食べてエネルギーを作り出し、新陳代謝が必要ですが、同時に、人間の持つ酵素と一生に食べられる量が有限（内臓は消耗品）であるため、健康で寿命を全うするためには『少食』が必要条件です。


『保温』

36・5度の体温で、臓器や器官、酵素が最も効率的に働き、体温が低下すると、その働きや免疫力は大きく低下し、35度は、ガン細胞が増殖するのに適した温度です。

また、体内で熱を作り、体温を保つには有酸素運動（歩く等）と筋力が必要です。

そして、からだを動かすことで、新陳代謝でからだが蘇ります。


『安静』

安静時に『自己治癒（細胞の修復・再生）』が行われます。

現代は有史以来、最も食べものや娯楽や情報に恵まれ、日本では24時間食べること（消化・吸収・排泄）や、娯楽や通信などをすることができますが、自己治癒を行う時間とエネルギーが不足しています。

食べない、遊ばない、情報を入れない時間を意識して作り、『安静（こころとからだを休ませる時間）』が必要です。

日本人が昔から食べてきたものを食べること

秋山先生がすすめる食養食は、

主食は、玄米に小豆を加えて内鍋式圧力鍋で炊き、ゴマ塩を振りかける。

玄米の量は、茶碗に軽く一杯の150gから250gぐらいの範囲内。

梅干し、ぬか漬けや季節の漬け物（「生のもの」として）、味噌汁。

副食は、次の①～⑤の各グループの合計重量（味噌汁は含まず）が主食の2倍を超えない量とし、一日二食を原則とします。

次の五グループに分けています。

① 緑野菜／ホウレン草・小松菜など葉緑素（クロロフィル）含有の緑野菜。

② 根菜類／ゴボウ・ニンジン・レンコン・里芋・山芋・ジャガイモ・サツマイモ・大

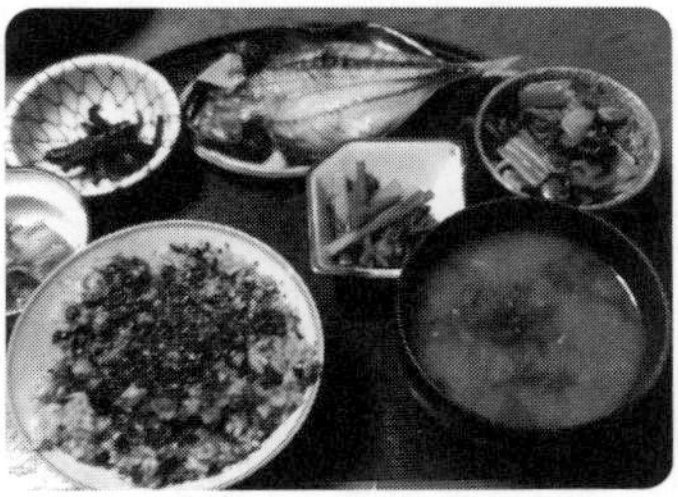

玄米ご飯にたっぷりの
黒ごま塩を
かけていただきます

根など地中で養分を蓄えるもの。
③海藻類／昆布・わかめ・ひじき・のり・もずく・川のり等の藻類。
④きのこと豆類／椎茸等のきのこ類と大豆・小豆・そら豆などの豆類。
⑤小魚介類／じゃこ・きびなご・いわし・あじ・わかさぎ・シジミ・あさりなど。頭から尾まで全部を食べられる小魚類、貝類。（ふるさと村ではあじも含む）
とくに、不調や疾患を抱えた人は①〜③のグループでの献立を毎日欠かさぬよう。④と⑤は週に1〜2回ぐらいを食べてもらうようにしています。

「玄米ご飯と味噌汁、梅干し、漬け物」を主食に、
それに加えて副菜には、
「旬の緑野菜、根菜類、海藻類ときのこと豆類、小魚介類」の一汁一菜〜三菜。
実は、これらは日本人が長く食べてきた食べものなのです。

からだが変わる体験をすれば、食養が理解できる

先生とお話しした時に、ひとつ気づいたことがありました。

それは、先生が本当に伝えたい食養の食事が、先生に作っていただいてボクが食べた食事や、先生から教わってボクが考えていた食養の食事とは、ズレているということです。

その時は混乱しましたが、少し時間をおいて冷静になって、整理しました。

秋山先生の食養は、先生自身が幼い頃に食べた食事と、人生のいろいろな時期の食事（戦前、戦中戦後の食糧が足りない時期、戦後の食生活が大きく変わった時期、そしてお寺にいた時期）が、先生自身のからだに与えた影響を観察し続けることから得た、強い確信と信念だと思います。

そして、秋山先生は、その強い確信と信念があるからこそ、普通の人ではできないような、ガンをはじめ病院ではなかなか治らない病気の人を受け入れ、食生活を変えることで、人間が本来持っている自らが治す、自己治癒力を上げて、本人が自力で病気を治していく手伝いをされてきたのだと思います。

一方、ボクの場合は、幼い頃からすでに添加物を含む菓子や加工食品が出回り朝はパンに紅茶、昼は学校の給食のパンと牛乳、帰宅後にはおやつを食べ、夜は白米と味噌汁におかず。ボクが好き嫌いが激しかったこともあり、野菜は少なく、魚や卵、ソーセージやハンバーグなどが食卓に並びました。まだ牛肉は贅沢品で、年に数度行く都会のデパートの最上階にある、食堂での外食が贅沢だった時代に幼い頃を過ごしました。

それ以降も、食事に気を使うことはありませんでした。先生が幼い頃に食べたような食事は一度も食べることなく、先生とはまったく違う食事を経験してきました。ボクと同世代以降の人は、多少の違いはあるにしても、幼い頃からボクと同じような食生活を送ってきた人が多いと思います。

先生の食事をいただくまでは、添加物の人工的な美味しさと濃い味付けを好んで食べてきたので、先生に作っていただいた食事は、当初とても味が薄いと感じていました。

醤油は自由に使えたので、最初はけっこう使っていました。

しかし、食べ続けるにしたがって、薄味の中に、野菜本来の味を少しずつ感じるようになり、やがて、その野菜本来の味がどんどん美味しいと思うようになっていきました。

それと同時に、農作業などでからだが徐々に動くようになっていきました。

ただし、汗がかけず、日向《ひなた》ではほとんど作業できなくなる夏は最大の難関でした。

最初の夏は汗がかけないままでしたが、保冷剤を頭に巻いて頭部を冷やし、なんとか乗り切りました。

ところが、次の夏には汗がかけるようになり、さらにその次の夏には、しずくがポタポタと落ちるほど、汗がかけるようになりました。

以前はほとんどできなかった夏の日向での作業も楽にできるようになったのです。

秋山先生の料理をいただくことで、みるみるからだが変わっていきました。


ここで2つのことを考えました。

1つは、秋山先生の食養の本質を理解できていなかったのだろうということ。

メモを取り、本を読み、頭で食養を理解しようとしていました。

もちろん知識は大切で必要だと思います。

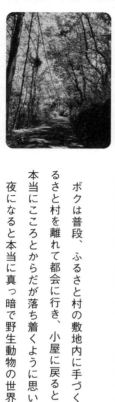

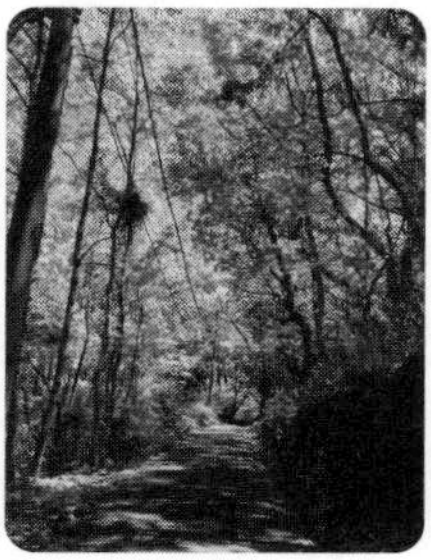
木立を抜けて
ふるさと村へ

しかし、本質は、知識の理解だけではダメで、自らが食べてからだがどう変化するかを体験して、その変化を観察することから得られる確信や信念であるということに思い至りました。

辿り着けるかどうかわからない、遠い道のりですが、秋山先生の食養は、本質を見抜いていると強く思っています。

もう1つは、秋山先生が作った食事をいただいて、ボクは実際に、からだが変わっていく体験をしました。

この経験から、先生の食事で、ボクと同様に多くの人のからだが変わる可能性があると、ボクは確信を持ちました。

からだが変わる体験をすれば、食養が正しいと確信してもらえて、先生が本当に伝えたい食養の食事を理解してもらう大きな一歩になると思うのです。

ボクは普段、ふるさと村の敷地内に手づくりで建てた小屋に住んでいるのですが、ふるさと村を離れて都会に行き、小屋に戻るといつも実感することがあり、小屋にいると、本当にこころとからだが落ち着くように思います。

夜になると本当に真っ暗で野生動物の世界になり、小屋の外には出ず眠ることになります。そして、朝になると明るくなり、目が覚めて晴れていれば、小屋から出て作業や家事（フトンを干したり洗濯）をしたくなります。

聴こえてくるのは、いろいろな鳥のさえずりと、風が草や木々を揺らす音だけ。

雨が降れば、屋根や木々や地面に落ちる雨音。

雨がやめば、濡《ぬ》れた屋根や木々から水滴が落ちる音。

雨量が多いと、雨水で水量が増えた山の沢を流れる水音が加わります。

テレビやネットや携帯電話は自由に使えず、一日の時間の大半を、生活や作業、自分の内面、そして、自然と向き合うことになります。

空気は濃密で、自ずと呼吸が深くなり、首や肩に入っていた緊張や力が抜けていき、ホッとします。

秋山先生の亡き現在も、ふるさと村での日常を大切にして日々を積み重ねています。

第二章
自然に学ぶ

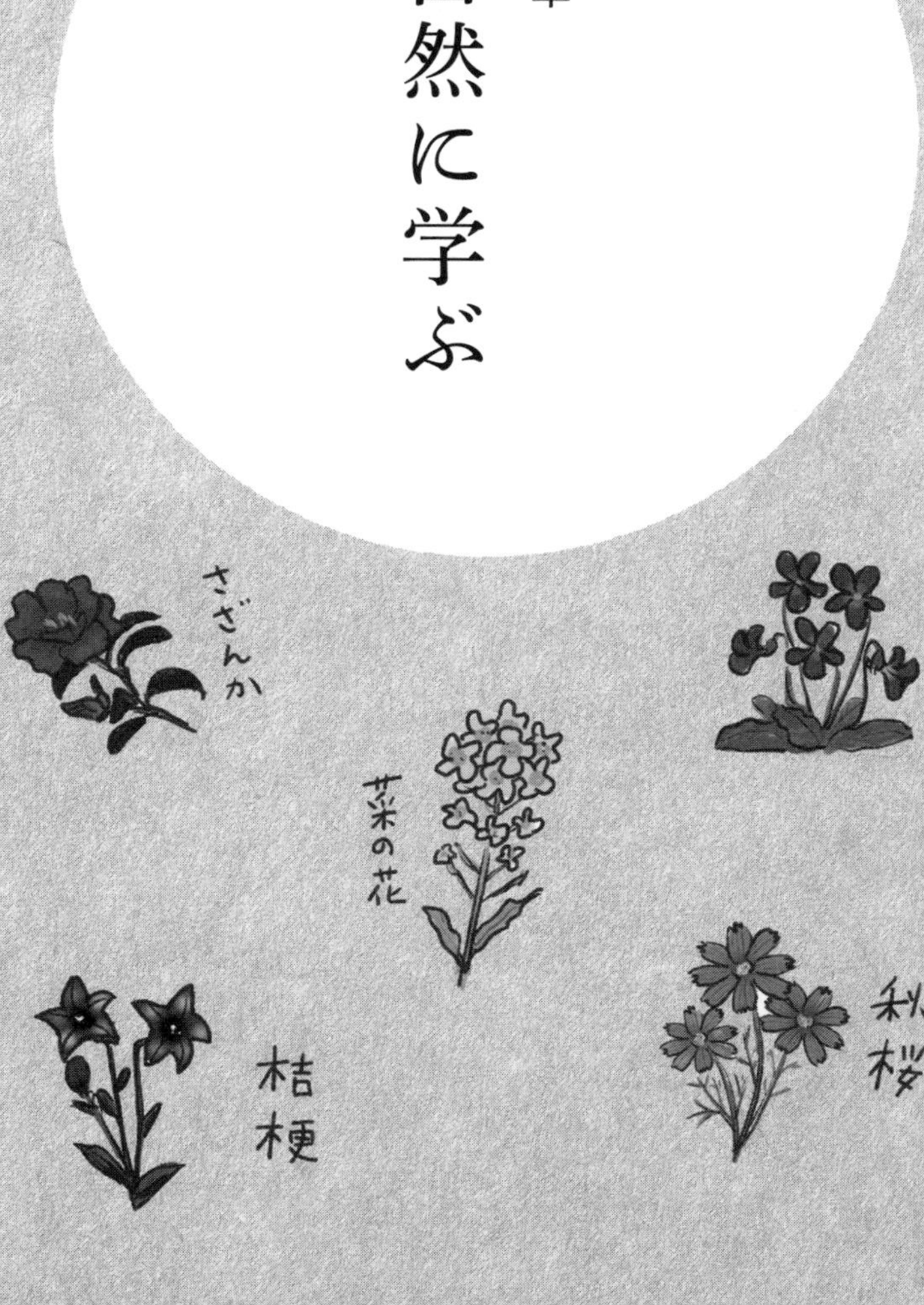

野生の強靭な生命力

ふるさと村に来て、秋山先生からさまざまな植物の話を伺って、興味を持って以来、ずっと花や野草について観察したり、調べたりしていました。

さらに、樹木にも少しずつ注意が向くようになっていきました。

そして、ある年の秋、自生農を実践している畑の端にある、クズ（樹木などに絡みつき、覆うようにツルを伸ばし成長する植物）に覆われた樹木が、瀕死の状態になっていることに気づきました。

その木は、高さ１・５ｍほどで何本かの枝を横に伸ばした樹形のクロマツでした。

それまでは、クズの旺盛な繁殖力に目を奪われ、クズを観察したり調べたりしていました。秋になり、クズに勢いがなくなって初めて、クズに覆われている樹木に目がいったのです。

クロマツの状態が気になり、絡み付いていたクズをすべて取り除いてみました。

すると、覆われていた部分はやせ細った枝しかなく、覆われていなかったほんの少しの部分にだけ、枯れかけた松葉が残っている状態でした。もうダメだろうと思いました。その時は、クロマツに特別な思い入れはなく、残念だけど仕方ないという気持ちで、そのままにしていました。

しかし、秋が深まり、周りの植物の緑の勢いが衰え、葉の色が黄色や茶色や赤色に変わり、葉を落としていく中、クロマツの枝が上方に伸び、新芽を出して、緑の勢いが生き生きと増しているのです。その姿にビックリしました。

クロマツが〝瀕死の状態から生き返った〟のです。

以前、ふるさと村にいた老犬、〝チャンコ〟が、獣にやられ大ケガをして、瀕死の状態で戻ってきた時のことを思い出しました。

秋山先生に『自然界の動物は、ケガや病気を、断食・安静・保温で治す』と教わっていましたが、実際に、パックリと裂けた太ももの傷口から血を流している老犬の姿を目の当たりにして、ボクは動揺しました。

秋山先生は動じることなく、「大丈夫、見守ろう」と一言。

老犬は目の前にある水にも口をつけることなく、じっと動かずにいました。

数日経ってもまったく動かないので、心配になり、息をしているのかを確認しようと、顔を近づけると、腐臭がしたのです。

息はゆっくりとしていて生きているのは確認できましたが、ボクは、もうダメだろうと思いました。

しかし、1週間から10日で、腐臭がなくなり、少しずつからだを動かし始め、水を飲めるようになったのです。その後、回復して、足を引きずりはするものの、以前のように母屋の周りを自由に動けるようになりました。

ボクにとっては、衝撃的な体験でした。

それまで自分が持っていた、ケガや病気は、薬や病院で治すという常識や習慣を超える体験だったこと。

人間も動物であり、老犬と同じ能力を持っているはずという強い確信を持てたこと。

同様に、クロマツのことも大きな体験でした。

よく先生がおっしゃっていた、自然界の『野生の強靭な生命力』を目の当たりにしました。

人間も動物であり、自然に生かされている存在

秋山先生がいちばん心配されていたのは、文明の発展や都市化とともに自然が失われ、人々が自然から切り離されていることでした。

そして、人々が『人間も動物である』ことを忘れていることです。

先生は次のように言われています。

「人間も野生の動物と同様に、自然がないと生きていけません。

地球上のほとんどの動物は、宇宙の無数に存在する恒星の一つである太陽の光から植物が作り出す酸素と炭水化物によって生命を維持しているのです。

人間も動物同様に、呼吸をして、自然の恵みを食べることで、生命を維持し、免疫や抵抗力を上げ、新陳代謝を促し、体内環境を維持して、自然治癒力でからだを治し、寿

命を生きてきました。

しかし、現代はその自然が大きく失われ、人々は自然と切り離されています」

人々を育て養う恵を与えてくれている一方、人々の命を奪うこともある大きな自然と接することが減り、多くの人が自然や生命への謙虚さや本質を見失い、病気も招いているのだと、秋山先生は考えていました。

人類は、火や道具を使えるようになり、科学や文明を生み出し、発展し、豊かになりましたが、『人間も動物であり、自然に生かされている存在』なのです。

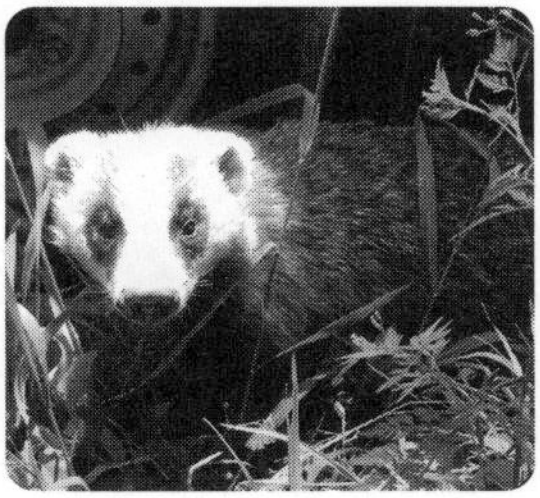

ふるさと村の離れの
天井裏に巣を
作っていたアナグマ

自然界の動物には医師はいない

幼い頃から多くの動植物と暮らし、自然と接してきた秋山先生は、その経験から、繰り返しになりますが、次のような話をよくされました。

「自然界の動物には医師はいない。

ヒト以外の野生の動物はケガや病の時、決して水も餌も摂らないで身動きもせずにじっとして『安静・保温・断食』で治します。ヒトだけは、病の時に栄養をつけなければと思い込んでいますが、多くの場合、錯覚です。ヒトは生きるために、食べものを食べますが、生命の燃焼、費消を促進させることも兼ねています。

また、生命体は傷や疾患を治すとき、燃焼、費消・摂取を中断して、生体に貯留した自らの栄養成分を還元し、細胞組織を蘇生、再生する自然治癒力を持っています。

このとき、栄養が大事とばかり食物を摂取すれば、胃や腸の消化器をはじめ、心臓、腎臓、肝臓などの臓器も稼働（燃焼、費消）させられ、傷や病の再生・補填は棚上げされるのです。このあたりの原理はヒトを除いた他の動物は、みな知っています。

動物たちは、要因を排除し、短時日に回復するためには、食べること（摂取、消化、吸収と分解、排泄）を停止して、自らの体内に蓄えてある栄養分で補完するのが最も効率のよいことを、本能で知っています。

風邪、発熱などの折りに食欲が失せるのは自然の理《ことわり》で、そのとき無理に食べれば回復へのエネルギーが消化吸収に奪われてしまうのです。

自然界では、自分のからだは自分で治します」

ボクも少ないながら、ふるさと村での『老犬の大ケガ』や『クロマツの復活』の経験から、動物や植物の自然治癒力や生命力の強さを認識しました。

生命体には与えられた寿命を全うする機能と「自然治癒力」が与えられている

これは、『自然』を語るときの、先生の自然観というか、宇宙観だと思っています。ふるさと村に暮らす日々を思い返すと、秋山先生からのお話もですが、自然や動植物たちに教わることはたくさんあります。


「宇宙の誕生以来、約１３８億年。

地球の誕生以来、約46億年。

気の遠くなる時間を経て形成されてきた『自然』は、神秘で偉大です。人類が今後何千年、何万年かけて探っても解明されるはずのない絶対の支配力、万物万象の調和と微細精緻《せいち》を極める宇宙運航の摂理を持つ」と秋山先生は考えていました。

「宇宙天体の運航に寸秒の狂いもない『自然』の力が、たかだか五十年か百年を生きる動物に与えた寿命を狂わせるようなドジやヘマをするはずがなく、『自然』の摂理に従って生き、『自然』本来の適切な食を得て、精神の平安が伴えば、疾病に侵される可能性は0パーセント。

仮に、自然の摂理から外れ、風邪や悪質ガンを含めた病魔に侵されても、『自然』の摂理に従った、正当で健康な生を維持する食に依《よ》れば、必ず健常に戻れるのです。

そして、『生命体には与えられた寿命を全うする機能』と『環境から得た傷害や疾病から常に自力で立ち直れる「自然治癒力」』が与えられていて、原因がなくて病を得るはずがないのです」

現代人は「腹半分」いや、「腹二〜三分」で十分

ふるさと村で秋山先生がふるまうご飯で、健康な人には、「ご飯、おかわりするかい？」とよく声をかけておられました。

健康であっても肥満気味の、ある40代の人に、ご飯のおかわりをすすめながらも、「今はいいけど、50歳までには痩せようね。50歳を越えると弱いところから症状がでるから。今から減らしていけば、大丈夫だよ」と、軽く諌《いさ》めていました。

「ヒト以外の動物の生命は、飲食と運動の量の関係で成り立っています。現代は、過去のどの時代と比べても食べすぎです。

交通機関の発達、仕事の機械化、家事の省力化などが進み、からだを動かすことが大きく減り、エネルギーの消費が著しく減少しているのに、相対的に過剰摂取、つまり不

必要に食べすぎています。

不必要な食べすぎは、疲労感、内臓の酷使や疲労、肥満、心臓や血管に負担を強いています。

江戸期の貝原益軒《かいばらえきけん》は腹八分目と教えましたが、電車も車も耕運機もなく、からだを動かすしかない時代の話です」

「現代人は『腹半分』……いや、『腹二〜三分』で十分」と話し、若いボクら以上に働く秋山先生の食事は、1日2食で、毎食が、玄米を軽く茶碗一杯に梅干し、味噌汁と漬け物でした。

「ほんとうにからだをなおせるのは自分だけ」

秋山先生を訪ねて来られる多くの方々は、それぞれ健康に悩みを持った方でした。

秋山先生の食事を1日2食食べていただき、運動というと、山のふもとにある新聞受けに、新聞を取りにいくための散歩。上り下りで往復45分以上かかります。

軽く汗ばむ程度の運動が必要だと、秋山先生はおっしゃっていました。

それだけでも、数日で皆さん不調が改善されている様子をそばで拝見していました。

そして、食事のときに、このようにお話しされていました。


「病気や体調を崩した場合には、医師の治療だけで患者さんを健康にすることはできません。

手術や投薬をしても、組織や臓器を再生しているのはその人本人の自然治癒力です。

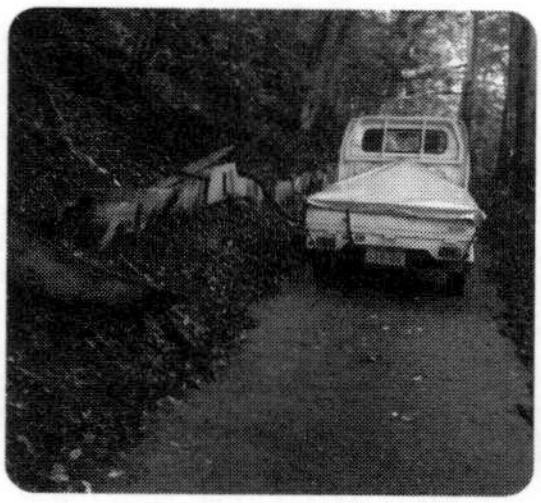

歩くと往復45分かかる山道

これは医師の治療を否定しているわけではなく、病気や症状によっては手術や投薬が必要な場合もあります。しかし、その人のこれまでの食事や生活習慣が、免疫力や新陳代謝や自己治癒力の低下を招き、不調や病気の原因となっていることが多いので、日々の生活を改善することが根本的には重要です。

自然界の動物たちは、自分で自分のからだを治しています。

『ほんとうにからだを治せるのは自分だけ』という強い意志を持ち、

・十分な休養と睡眠をとる〝安静〟。

・からだを冷やさない、もしくは、体力のある場合はからだを動かす・筋力ＵＰの〝保温〟。

・食べないこと、もしくは、自然本来の適切な食・少食や断食・よく嚙む・食事内容と質の向上をする〝断食と食養〟。

この３つで〝自然治癒力〟を最大限に高め、からだを治す力を、人間も持っているはずです」

本来持っている能力が失われている

「わたしたち人間は、30万〜20万年前から生き延びてきました。

その間には、大陸を横断したり、氷河期の中、飢餓の中も生き延びてきました。

車や鉄道や飛行機が登場する前は、歩いたり、馬に乗ったり、人力や風や海流の力を使って船を動かしたりしてきました。冷蔵庫や洗濯機やエアコンがない時代、テレビや電話、携帯やネットがない時代も生き延びてきました。ほんの150年前までは、東京と大阪の間の約500kmを、人々は歩いていたのです。冷蔵庫のない時代は、目と鼻と舌で、〝食べられるか〟〝食べられないか〟を判断していました。エアコンのない時代や、今ほど暖かい服やフトンもない時代には、からだを動かし、筋肉をつけ、体熱を作り出し、汗をかき放出し、体温を調節していましたが、その機能も衰えています。

使わない機能は衰えていきます。

冷暖房の普及が一般化したことによって、寒暖の激しい温度差にさらされる現代人のからだには、体温の調節機能に狂いが生じています。

体温の上昇には発汗による放熱で自動冷却をし、低温には皮膚の収縮によって、体温の自動維持装置が働くように生まれていながら、文明がもたらす現代生活は、自然が与えた生命機能を徐々に破壊しつつあるのです」

ふるさと村にはエアコンがありません。あるのは囲炉裏と石油ストーブ、夏は扇風機だけ。

うだるような夏の日には、流れる汗にまかせて、外仕事を行います。

ふるさと村に来るまでのボクは、暑さに耐えられませんでした。エアコンは、確かに快適ですが、暑さや寒さに耐えられないからだに、自分から向かっていたんだと、今になって実感するのです。

第三章

現代の食について

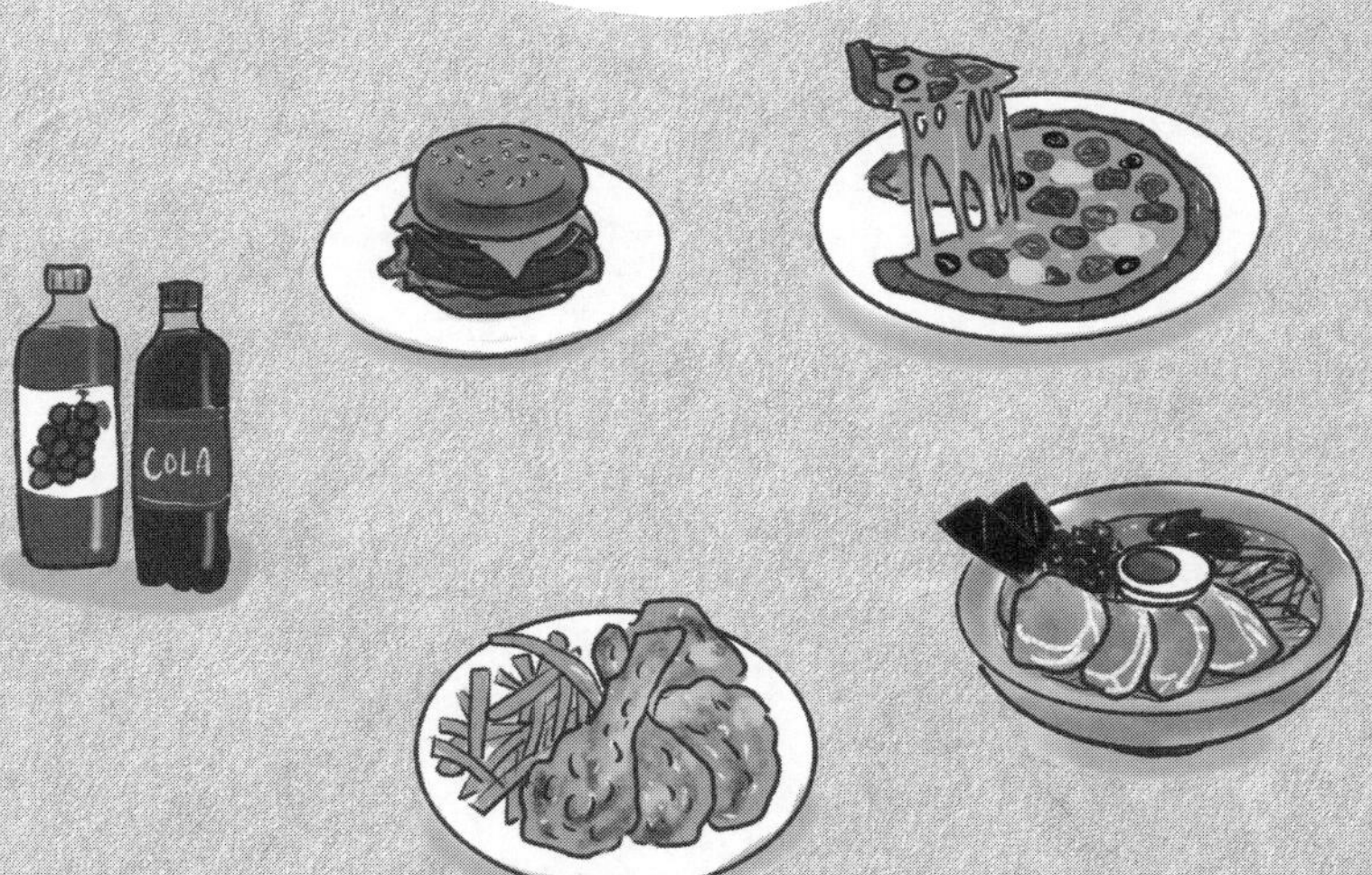

食べものが工業食品になっている

秋山先生が生きてきた時代。戦前に生まれ戦争を体験し、戦後の荒廃から高度経済成長を経験した人にとって、人生や仕事だけでなく、とくに生活における衣食住はジェットコースターのような時代でした。

戦前はまだ、田舎にもですが、秋山先生のお祖母さまのような江戸時代と繫がる人や、場所や生活が、多く残っていたそうです。そして、戦中戦後の物資や食糧が不足した時代を生き抜き、昭和20年代末から高度経済成長が始まり、日本全体の衣食住が大きく変化していきました。

高度成長期に食糧も潤沢になり、長持ち、安直、簡便、安価、美味、よい見ばえなどの食品が続々と登場し、人々はそれらを歓迎しました。しかし、高度経済成長期以前の生活を経験している秋山先生にとっては、一昼夜が限界であった伝統食の豆腐が、一週間を過ぎても食べられることに不審を抱き、味噌、醤油が変質しないことに異常さを感じていました。

多くの化学調味料、化学添加物が登場して、食品工業界が急進展を示したのです。

「食べものが工業食品になっている。それはもはや食べものではないのでは?」

大量生産、大量消費時代の到来に必然の遠隔輸送・長期保存が求められ、腐敗、劣化すべき自然の食品が腐らない工業食品（インスタント、冷凍、レトルトパウチ、保存料の添加など）に変貌《へんぼう》を遂げました。

このような食の変化と比例して、ガンや原因不明の病気が増加していったのです。

食品添加物だけではなく、肉・油・砂糖と縁を切るだけで驚くほど体調が変わる

日本の戦後、高度成長期において、食の変化は、食品の工業製品化だけではありませんでした。

戦後のギブミーチョコレートから始まり、学校での給食で出されたのはパンと牛乳が中心。１９５６年（昭和31年）からは、全国をキッチンカーが回り始め、小麦粉、乳製品、油、肉、ソーセージ、卵などの素材を使った料理が提唱されました。

その後、１９５７年（昭和32年）には、テレビで料理番組の放映が始まり、ハンバーグ、シチュー、グラタンなどの欧米の料理や中華料理が次々に紹介されました。

さらにその後、家庭料理は、肉、卵、油、乳製品を多く使う料理が中心になり、間食として菓子や清涼飲料水の飲食の習慣で、砂糖の摂取量が増加しました。

添加物の摂取と同様に、本当に急激に、肉、油、砂糖、乳製品の摂取が増えたのは、ここ50～60年のことなのです。

「食品添加物だけではなく、肉・油・砂糖と縁を切るだけで驚くほど体調が変わる」

秋山先生は警鐘を鳴らし続けたのです。

現代人は食べすぎ

「現代の日本人の多くは食べすぎだ」と、秋山先生は口ぐせのように、よく言われました。

「胃に食べものが入った瞬間から血液の流れ、心臓の鼓動、胃腸の蠕動《ぜんどう》、消化酵素の内分泌、肝臓や腎臓の分解、解毒、分別作業の開始……どれ一つをとっても、生命を維持するために必要な生命の燃焼であると同時に、生命の消耗でもあります。動物は生きるために食べ、食べることによって生命を消費しています。だから、種・属によって生命はそれぞれ有限なのです。

野生の動物は食べるために狩りをし、採集をして、食べられるものを得るためにからだを極限まで働かせます。

ヒト以外の動物の生命は飲食と運動の量の関係で成り立っています。

ヒトの場合は如何《いかが》でしょうか？　近代以前は多くの人が農業や畜産や狩猟により、自らの食べものを自分で得ていましたが、現代では、他人の力によって生産されたり、工場で生産されたものを食べています。

野生動物と同様に、ヒトも山野を駆け巡る狩猟生活の祖先から近代の第一次産業までは、今とは比べ物にならない程、からだを使っていました。長い間、その運動量に対して飲食の量は均衡を保ってきました。

ごく最近まで、飲食の量がいつも足りない状態ぐらいのバランスだったのです。

しかし、現代は、交通機関の発達、仕事の機械化、家事の省力化などによって、からだを動かすことは減った反面、食べものの流通は増え、多くの近代国家の都市ではいつでもどこでも好きなものを食べられるようになり、人々は運動量に比べて多い量を、常時食べるようになっているのです」

断食や少食でからだは危機感を感じて免疫力が上がる

「生きものにとって、生きるのに必要な補給物資が途絶えることは危機です。その危機感で、臓器は動きを止め、免疫力や自然治癒力は活性化します。動きを止めた臓器は、日頃の食べすぎによる消化・吸収・解毒・排泄からくる疲労や過労から休むことができ、体内に貯留した栄養成分を還元して悪くなった部分を補修、再生します。断食や少食を実行することで、意図的に免疫力や自然治癒力を活性化させて、生命維持の生理を最高に発揮させるのが断食や少食の目的です」

秋山先生は、ふるさと村に断食で訪れる方には、決して無理強いせず、ぴったり併走するように迎えておられました。そんな断食のさなかに、「断食や少食でからだは危機感を感じて免疫力が上がる」と励ますように話されました。

よく嚙むことは食べる断食

『よく嚙んで食べることは命を長らえる唯一の手段』(P24参照)でお話しした、普通に食べた時と、100回以上嚙んで食べた時を、X線で比較した実験の話を思い返してください。

「100回以上嚙むことで、食べものは唾液と混ざり粥状になり、胃腸の負担は格段に少ない状態で、生きるために必要な補給物資を消化吸収できます。さらに、よく嚙むことで満腹感を感じ、食べる量も減るのです。

嚙めば嚙むほど、胃腸や他の臓器や血管の負担は減り、食べる量も減り、限りなく断食に近づきます」

秋山先生は、咀嚼の回数について、繰り返し、何度も指導されました。

ちなみに、秋山食養では、まずは30回噛むことをお願いしています。

これまで噛むことを意識したことのない現代人にとっては、30回でもけっこう難しいのです。慣れたら、常時70回は噛んでほしいです。疾患を得て、治癒しようとする人は、100回以上噛むことです。「実行できない人は玄米食はやめたほうがいい」と秋山先生は指導されていました。

さらに200回の咀嚼は、単に消化を助けるなどの問題ではなく、胃や腸などの消化、同化などの栄養代謝に極力負担を与えない断食に近い状態でありながら、生命維持のための栄養を摂取しつつ、自己治癒力を最大限に引き出すことができます。

この状態を『食べる断食』と呼んでいます。

第四章
本当の宝物は健康

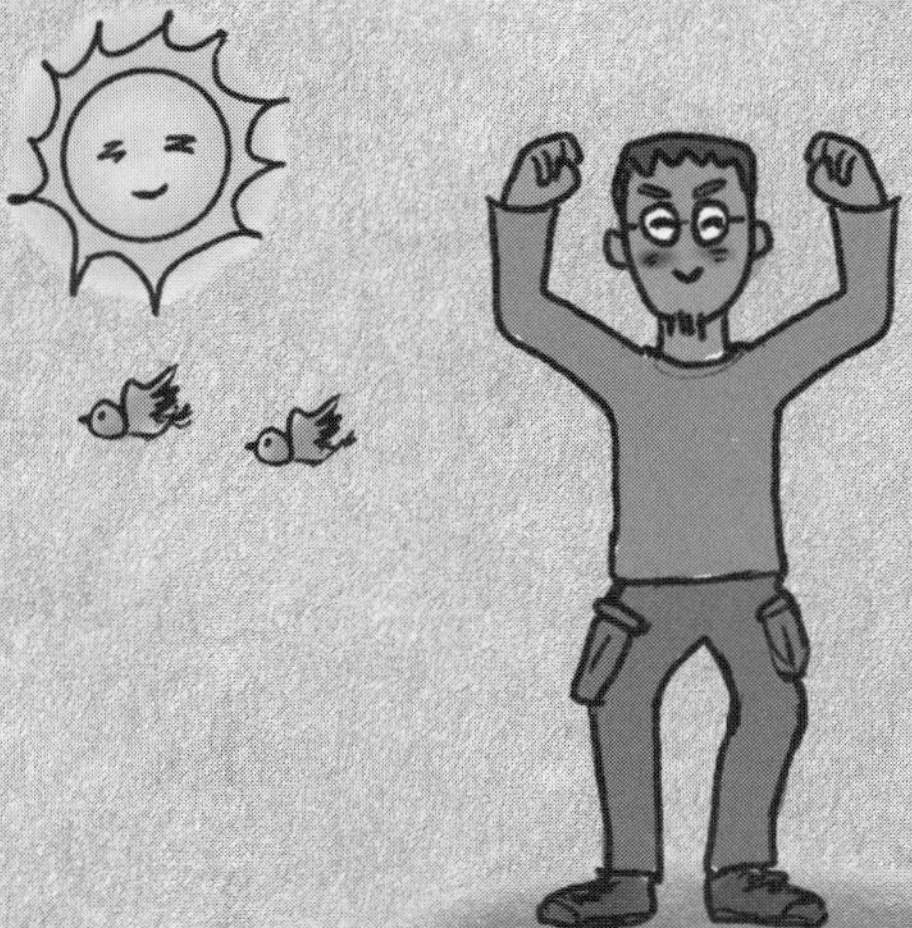

本当の宝物は健康

この言葉は、先生から一度しか聞いたことがない言葉ですが、とても強くボクの心に響きました。秋山食養の本質を表すものだと思います。

ふるさと村に来て約2年の間、雑用係のような立場でしたが、先生の元に相談に来られる方に、ボクもお会いしました。

病院で原因不明の診断を受け、動くことさえままならず、ご家族の介助によって来られた方。

アトピーで仕事を続けることが難しくなった方。

明確な夢を持って大学に入学してすぐに血液のガンを宣告された若者。

懸命に定年まで働き、子どもが独立したので夫婦の時間を楽しもうとした矢先にガンになった方。

それ以外にも、本人が来られず、家族が相談にみえたり、食養を学びに来られた方、日帰りの方や長期滞在される方、不調や病気に悩む多くの方が来られました。

そして、この『本当の宝物は健康』を、先生から聞いたのは、ボクがふるさと村に来て半年経った頃のことです。年の頃30代中頃の若い夫婦が秋山先生に相談にみえました。働き盛りで２人の子どもに恵まれ、順風満帆だった人生にご主人が突然ガンの宣告を受けたのです。

病院でセカンドオピニオンも受けた上で来られました。秋山先生の食養で寛解した方が彼の知り合いで、その方からの紹介でした。

先生はガンがすぐに発病するものではなく、それまでの食事と生活習慣の積み重ねであること。

食養でからだが変わるのに少し時間がかかるので、よく噛んで食べられることと、体力が必要であること。

そして、食べものを変え、生活習慣を変えて３～４カ月で変化が出始めるから、その変化を信じて本気で食養に向き合うことが必要であること。

食養で、必ず治るとは言えないが、確実に人生は変わる。

生活習慣を変え、食養に本気で向き合うなら、先生も本気であなた方の手助けをする旨の話をされました。


その夫婦が考えますすと言って、帰られた後、ボクにひとりごとのように言われました。

「仕事での成功も、お金や名誉も大切なものだけど、本当の宝物は、健康なんだよ」

それまで考えたこともなかったので、とてもこころに沁《し》みました。


当時から10年以上が経ち、ボク自身、平均寿命の4分の3に達する年齢になりました。

そして、この10年で、身近な人や知り合いの逝去をたびたび経験しました。

自らも死を意識する年齢になり、よりいっそう先生のこの言葉がこころに響きます。


秋山先生に出会うまでは、からだや健康や食事にまったく気を使うことなく、好き勝手にやってきたので、それまでのツケが大きく、同じ年齢の時の秋山先生ほど健康ではありませんが、萎《しお》れるように動けなくなっていた真夏の太陽の下で、今では上半身はだかで汗を流して作業ができるようになりました。ふるさと村に来るまでは、そんなことができるとは思ってもみませんでした。10歳以上は若返ったと思います。

秋山先生に出会うことがなく、食養を知らなければ、そのまま好き勝手な食事を続け、からだを全くいたわることなく生活していたと思うと、ゾッとします。

40代の後半に先生に出会えたことは本当に感謝しかありません。

『本当の宝物は健康』

発病する前に、ひとりでも多くの人にこの言葉が届くことが願いです。

本来、食べることとはどういうことでしょうか?

自然界において、DNAや核をもたない一部の単細胞生物を除いて、動物や植物など、ほとんどの生物は、食べて吸収したり光合成で得たりした栄養と、呼吸で取り込んだ酸素から、自らの各細胞に、1個から数千個存在するミトコンドリアがエネルギーを作り出すことで、生命を維持し日常の活動をしています。

動物であるヒトも、心臓を動かし、血液を作り体温を保ち、からだを作るなどの生命活動を行い、生活したり働いたり日々の活動をするためには、エネルギーが必要です。

そのエネルギーは『食べて得た栄養』と『呼吸で得た酸素』を使って、全身の各細胞の中でミトコンドリアが作っています。

そして、そのエネルギーを作るためには、ただ食べるだけではダメで、食べたものがちゃんと消化されて吸収され、血液によって全身の約60兆個といわれるすべての細胞に運ばれる必要があります。

秋山先生が指摘しているのはこの点で、現在は食べることが、食べものの美味しさを味わい、飲み込み、空腹を満たしたところで終わっていることが多くなっています。食べることの本質は食べものの美味しさを味わった後からが本当の始まりなのです。

さて、食べることを詳しく見てみますと、まず、口に入れた食べものは歯でよく嚙みくだき、炭水化物（お米などの穀物）を糖に分解する消化酵素を含む唾液と十分に混ぜ合わせる必要があります。

炭水化物のままでは体内に吸収できないので、口で炭水化物を糖に分解しないと、胃や腸に大きな負担をかけることになります。意識されることが少ないですが、口は消化器官です。

そして、飲み込んだ食べものは、食道から胃に入り、糖、タンパク質と脂肪の消化酵素を含む強酸性の胃液が溶かすとともに、胃の蠕動運動で食べものと胃液とを混ぜ合わせて、ドロドロにします。胃での消化は、食べものや咀嚼の状態によって異なりますが、平均2〜3時間、肉や天ぷらなど脂肪分の多いものは4〜5時間かかります。

その後、そのドロドロになった食べものは十二指腸に移動し、胆のうから分泌される胆汁と混ざります。アルカリ性の胆汁は胃酸を中和し、脂肪の消化を助けます。膵臓《すいぞう》からは消化酵素を含む膵液が分泌され、それぞれブドウ糖やアミノ酸や脂肪酸などの栄養分に分解されます。

分泌される胃液や胆汁や膵液は、3食で1日に約6リットルにも達し、食べものや唾液を加えると、約9リットルの液状のものが小腸を進んでいきます。

小腸ではさらに細かく分解されて、6～7mを5～8時間かけて進み、水分や栄養分の約80%が吸収されます。

さらに、大腸では小腸で吸収されなかった水分とミネラルが、10～15時間かけて吸収されます。

また、大腸では腸内細菌が働き、消化されなかった食物繊維などを発酵によって分解し、その一部が栄養分として吸収されます。そして、消化されずに最後まで残ったものが便として体外に排泄されるのです。

ここまでの消化・吸収・排出で、一般的に約1日（17～28時間）かかるとされています。もちろん、数時間で消化する人や2日以上かかる人もいて、食べものや食べ方、体調や個人によって大きく違います。

そして、小腸や大腸で吸収された栄養分や水分等は、すべて肝臓に集められ、食品添加物や薬品、アルコールやさまざまな毒素を分解し、栄養分の過剰や不足がチェックされ、取り除かれたり蓄積されたり、作り変えられたり補充されたりした上で、心臓を経由して血液に含まれ全身の細胞に運ばれます。

この栄養分と、呼吸で体内に取り入れ、肺から心臓を通じて血液で各細胞に運ばれた酸素を使って、ミトコンドリアでエネルギーが作られています。

ここまでが本当の意味で〝食べる〟ことで、食べることは、『生命を支える行為』であると、秋山先生から教わりました。

現代人は食べることを疎《おろそ》かにしている

繰り返しになりますが、大切なことなので、ここでも先生の言葉をご紹介します。

「生物は生きるために食べます。そして、食べなければ死が待っています。しかし、食べることで、胃や腸の消化器ばかりでなく心臓の拍動、肺臓の酸素交換、胃や腸の蠕動運動、血液の流量と分布の変化など全身の臓器、組織、器官の活動が必然です。

食べることで、生きるためのエネルギーを作り出していると同時に、その消化吸収や解毒排泄、骨格・血液などへの物質転換をする（生命現象）過程で多くのエネルギー（カロリー）が消費されています。

生きるためだけに食べていると思いがちですが、内臓諸器官を働かせて生命の発露に多大なエネルギーを燃焼・消費している事実を見失っているのです。つまり、食べることは、生きながら生きる仕掛けを働かせて寿命を削っているわけです」

これは、「食べることは生きることであり、同時に死に近づくこと」です。

さらに、続けて、先生の目には次のように映っていました。

「このことを考えると、現代はあまりに食べることに無頓着です。ご飯の時間だから食べる。お腹が空いていなくても食べる。好きだから美味しいから食べる。美味しそうだから食べる。

忙しかったり、時間がなくてコンビニ弁当やファストフードで済ませる。

また、『どっちの店がうまい、いやあっちの店は美味だ』などと食べ歩きに余念がありません」

秋山先生は、「命を支えると同時に、命を削っている食事」が、現代社会において、あまりにも無残な扱いを受けている現状に怒りや嘆きを超えて、悲しみの感情に耐え、「現代人は食べることを疎かにしている」とおっしゃっていたのです。

体温の低下に注意する

ボクが以前、インターネットで調べた情報ですが、今から67年前の１９５７年に、東京大学の田坂教授らが、10～50代の３０９４人（男性１４４５人、女性１６４９人）の健康な人の体温を計測した結果、日本人の平均体温は、36・89度を中心に36・55～37・23度だったという調査が残っていました。

近年では、２０１１年に、日本人１５２人と欧米人57人の平均体温を比較した調査があり、日本人の平均体温は36・２度、欧米人は36・９度で、その差は０・７度ありました。１９５７年の日本人の平均体温と比較しても約０・７度低下していました。

さらに、２０１８年の発表（「日本抗加齢医学会総会」）では、10代後半から40代が中心の女性３万２７３５人のうち、平均基礎体温が36度に満たない女性が38・８％に上ることが発表されました。35度は、ガン細胞が一番増殖する温度であり、ほとんどの代謝に関わる酵素の働きは、36〜37度台で強まります。体温が1度低くなると体内酵素の働きは50％低下し、免疫力が30％以上低下することが明らかになっています。従って自然治癒力が大幅に後退することから病気になりやすく、発病率が高くなります。

日本人の体温が下がった原因について、秋山先生は以下の5つの理由を挙げています。

①『からだを冷やす糖分の摂り過ぎ』（糖分過多は体内のカルシウム不足を招き、冷えだけではなく、精神的な不安定や免疫力の低下を招く）

②『からだを温める塩分の不足』（塩分の不足は低体温の原因になるとともに、発汗できなくなり、熱中症の大きな要因でもある）

③『季節の野菜を食べなくなった』（野菜の季節感が狂い、からだを冷やす夏野菜を年中食べるようになった）

④『運動不足』（運動や身体活動自体によって発熱すると同時に、筋肉は安静時にも約25％の体熱を作り出しているので、筋肉量の不足は体温低下の要因になる）

⑤『お湯に浸からず、シャワーで済ますことで、からだを冷やす』（お湯に浸かるとからだの中も温まるが、シャワーだと、液体がからだの表面から熱を奪って蒸発するため、逆にからだを冷やすことになる）

塩を愛して糖を滅する

「塩分の不足は低体温を招きます。塩分のもっとも重要な役割は体温の調節機能です。

塩分がないと暑いときの発汗機能が停滞し、寒いときの血管や汗腺の収縮機能が停滞します。つまり、汗を出して体熱を下げたいのに熱が体内に籠《こも》る状態が熱中症で、意識障害、けいれん、臓器の障害などを起こします。

逆に寒いとき低温からからだを守るため血管や汗腺を収縮させて保温をはかろうとしても塩分が足りないとその機能が働かないので寒さ、冷たさが人一倍強く感じるはずです。

過去になかった熱中症の激増や女性に多かった冷え性が近年男性にも増え始めたのは塩分の欠乏症から発していると考えられます。

ただし、**野菜食中心の人は野菜の持つ多量のカリウムが余分な塩分を排出してくれま**

すが、カリウム不足の肉食中心の人には塩分過多（蓄積）は要注意です。現代人が塩の摂りすぎが問題視されるのは、日本人の食性が本来の菜食から肉食に変化したことが原因です。

一方、砂糖の摂りすぎはカルシウム不足を招きます。砂糖が体内から排出されるときには、体内のカルシウムが使われ、尿とともに排泄されてしまいます。

カルシウムはからだのすべての細胞に含まれ、主な働きとしては、骨や歯の形成や代謝、心臓や筋肉の収縮弛緩、血圧の調整、血液や体液の状態の維持、酵素の活性化やホルモン分泌の調節、脳や神経の情報伝達などがあげられますが、精神の安定や免疫機能でも重要な役割を果たしています。

カルシウムが不足すると肩こりや腰痛、イライラや精神の不安定、アレルギーや免疫力の低下などの症状が現れ、さらに不足が続くと体内のカルシウムの濃度を保つために骨や歯のカルシウムが使われ、骨や歯がボロボロになります」

現代は砂糖が摂取過多、塩は摂取不足になっていると思います。

「台所には白砂糖を置かないように」

先生の口ぐせで、食事の際に、塩についてもよく語っておられました。

梅干しを毎日食べて、甘いものを控え、食事を正せば大丈夫

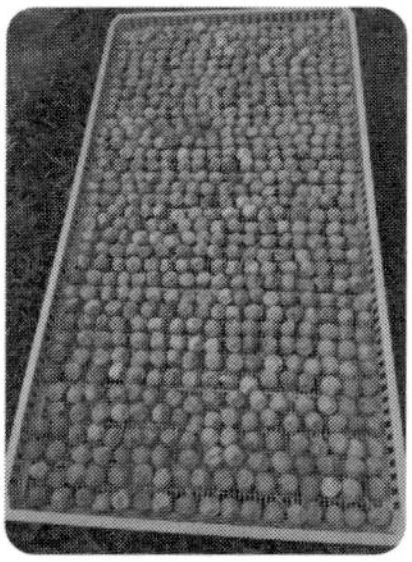
天日干し中の
ふるさと村の梅干し

ふるさと村に出会った当初、とくに強く記憶に残っている出来事が一つあります。それはまだ東京に住んでいたボクが、ふるさと村に、田んぼの作業を手伝うため、月1回のペースで通っていた頃のこと。秋山先生に質問したことがありました。

当時、花粉症と肩こり、頭痛に悩んでいたので、そのことを相談しました。

秋山先生は「キミは甘いものが好きだね」と一言。図星でした。

甘いものがとても好きで、独身時代は、食事をチョコレートや菓子パンやコーヒーで済ませることもたびたびあり、まるで透視されたかのようでビックリしました。加えて「梅干しを毎日食べて、甘いものを控え、食事を正せば大丈夫」と言われました。

その後、ふるさと村に住むようになり、秋山先生の作った食事をいただき、梅干しを毎日切らさずに食べ、甘いものの量が減ると、花粉症が消え、さらに、肩こりや頭痛も

ほとんどなくなりました。

本当に秋山先生の言う通りになり、食養のすごさを実感する出来事でした。

いろいろな説がありますが、秋山先生によると、

「糖と梅干しや酢（クエン酸）は対極にあり、糖が体内に入ってエネルギーに変わる時、シュウ酸が生み出される。

そのシュウ酸はカルシウムと結びつかないと体外に排出できない。

つまり、糖分を排出するたびに、からだのカルシウムが奪われていくのです。

一方、水に溶けず、からだに吸収されにくいカルシウムは、クエン酸による代謝によってのみ吸収できる形に変換できるので、カルシウムを体内に取り込むためには、カルシウムの摂取に加えて、梅干しや酢を摂ることが必要になります。

糖をたくさん摂取した場合、梅干しや酢を摂らなければ、カルシウム不足に陥り、血液の弱アルカリ性を不安定にさせます。

その状態が恒常化すれば、神経・筋肉の疲れや痛み、凝《こ》り性、リウマチ等の膠原病が発症する原因となるということなのです」

またこの時、秋山先生から『クエン酸回路』のことも教わりました。

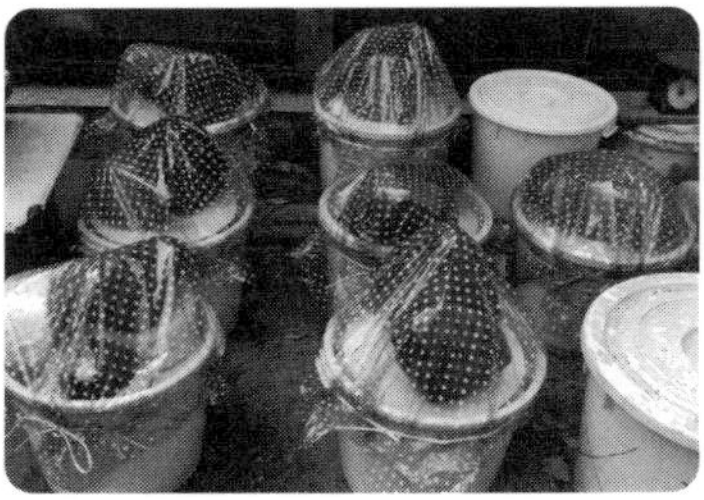

仕込み中の梅干し

「摂取した食物はエネルギーに変化して生命は維持されている。糖質は消化吸収されてブドウ糖になり燃料の一つとなって焦性ブドウ糖（ピルビン酸）ができる。

焦性ブドウ糖はクエン酸と反応してコハク酸・リンゴ酸に変わる。

さらにリンゴ酸は水素を出してオキサロ酢酸に戻る。

化学反応を起こしながら次から次へと栄養素を熱量に変えて炭酸ガスと水に分解していく。代謝しながら繰り返し反応が回っていくためにクエン酸回路といわれる。

もし体内のクエン酸が不足するとサイクルに支障をきたして焦性ブドウ糖が過剰になり乳酸を作る。乳酸は疲労関連物質ともいわれ筋肉と結合して凝《こ》りや痛みの原因となる。

乳酸を処分するのは円滑なクエン酸回路によるので、その原材料の補給は梅干しや酢に含まれるいろいろな有機酸なしでは成り立たない。

妊婦が酸っぱいものを好むのは、胎児を健全に育てることを優先するために、完全な栄養サイクルを果たさんがため、自然が与えた要求です」

当時のボクは、まだクエン酸回路のことをほとんど理解できていませんでした。

しかし、後に、からだのことを調べるたびに、この『クエン酸回路』にたどり着き、少しずつその重要性を理解していきました。生命を維持し、生きるために必要なエネルギーのほとんどは、食べものを食べただけでは得られず、食べものを消化吸収して、い

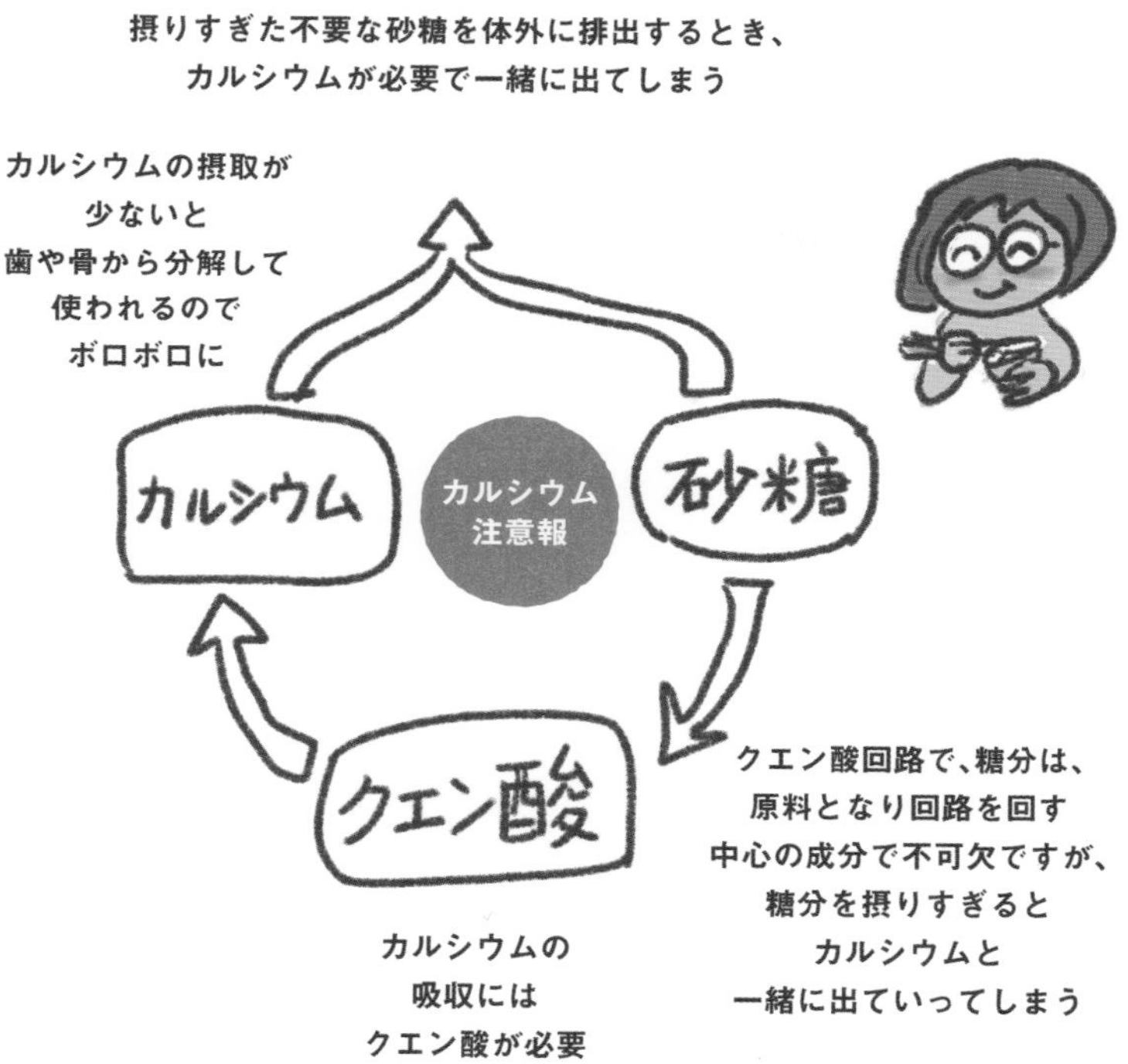

摂りすぎた不要な砂糖を体外に排出するとき、
カルシウムが必要で一緒に出てしまう
カルシウムの摂取が
少ないと
歯や骨から分解して
使われるので
ボロボロに

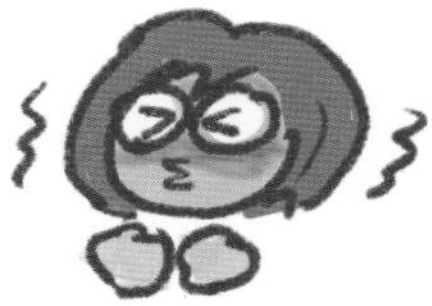

注意報
砂糖
クエン酸
クエン酸回路で、糖分は、
原料となり回路を回す
中心の成分で不可欠ですが、
糖分を摂りすぎると
カルシウムと
一緒に出ていってしまう
カルシウムの
吸収には
クエン酸が必要

甘いもの好きの酸っぱいもの嫌い

↓

カルシウム不足 →

- 歯や骨がボロボロ
- 疲れやすくエネルギー不足
- 抵抗力の低下
- 精神不安定

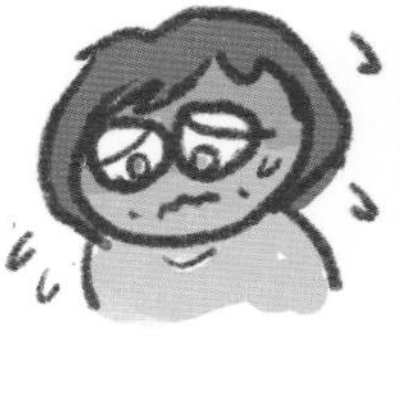

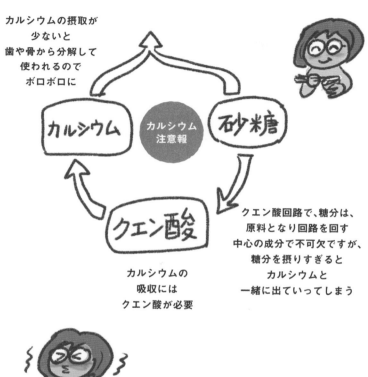

ったん分解し、ＡＴＰ（アデノシン三リン酸）という物質に変換した上で、そのＡＴＰを分解することでエネルギーを得ていること。

そして、そのＡＴＰは、全身の細胞の中にあるミトコンドリア内の『クエン酸回路』で作られている（ただし、ミトコンドリアを持たない、もしくは少ない赤血球や一部の筋肉等の細胞では酸素を必要とせず、糖から直接ＡＴＰを作り出す『解糖系』がある）ことを知りました。

さらに、この『クエン酸回路』を回し続けるためには、食べものを分解し得た『焦性ブドウ糖（ピルビン酸）』だけではなく、呼吸から取り入れた『酸素』も必要であることも知りました。恥ずかしながら、このことが理解できるまで、なぜ『酸素』が必要なのか、まったく考えたこともなく、本当の呼吸の意味と大切さをわかっていませんでした。

よく考えると、これまでずっと、からだの外側で起きていることばかりに目を向け、からだの内側で起きていることに着目したり、考えたりしたことはほとんどありませんでした。毎日、仕事や生活でさまざまなことが起こり、考えたり悩んだり行動したり、ネットやテレビを見たり、食事をして風呂に入り眠る。

常にからだの外側を向いていたのです。

からだの中で行われている営みに意識を向け、敬意と思いやりを持つことはありませ

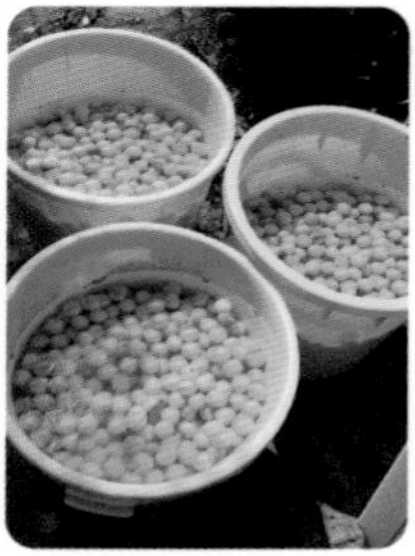
梅酵素作りも

んでした。その営みが一瞬も滞ることなくちゃんと行われて初めて外側のことができるのに、です。

たとえば、前述のクエン酸回路によって作られるエネルギーを使って、心臓は止まることなくずっと動き続けています。1分間に約5リットルの血液が拍出（心拍は1分間に約70回、1回には約70ミリリットル拍出）され、全身に流れている血液の総量も約5リットルなので、1分間でほぼ全身の血液は循環しています。

さらに、1日に心臓から送り出されている血液量は約7200リットルで、ドラム缶にすると約36本分にもなります。これをずっと続けているのです。

ただし、この心臓の拍動が数十秒でも止まってしまうと、脳への血液供給が途絶え、生命の危機にさらされてしまいます。

からだの中では、本当にすごいことが、考えられないようなバランスの上に成り立ち、営まれているのです。知れば知るほど、もっと『からだとこころ』（内側）を知りたくなるのです。

肉も砂糖も最近食べ始めたもの

先生は、折に触れ、よくこんな話をされました。

「日本人は長く肉を食べてこなかった。肉類が一般化されたのは明治以降で、家庭に出回るようになったのは戦後、１９５０年代、経済成長に伴って大きく広がった。砂糖は古くから貴重品とされてきたが、室町時代以降少しずつ輸入され、茶の湯でも茶菓子に砂糖が使われるようになった。江戸時代には、サトウキビが中国から奄美大島・沖縄に伝わり、栽培が始まり、製糖が始まり、徐々に広まり、明治初期に『砂糖』の輸入が始まり、北海道に製糖所が作られ、砂糖が広まった」

肉も砂糖も、長い歴史のなか、日本ではほんのつい最近、食べ始めたものなのです。これについては、後述でもっとくわしくお話しさせてください。

第五章

日本人が昔から食べてきたもの

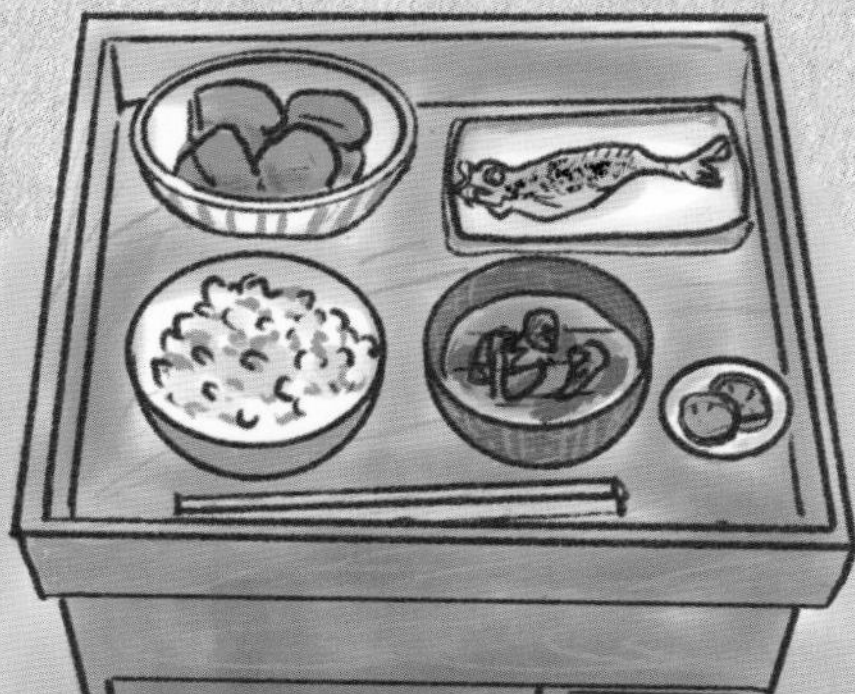

食材を選ぶにあたって

食養とはいっても、いったい何を食べればいいのかと聞くと、秋山先生は、次のように言われます。31ページと内容は重なりますが、大切なことなので秋山先生が実際におっしゃった言葉で繰り返させてください。

「食材を選ぶにあたっては次の点に注意すること。
自然界の季節の旬を最上とし、特に疾患の治癒には大切な条件です。
到来物、輸入品などは避け、住環境の近くで生産されたものを優先する。
日本の伝統や習慣から離れた食材を避けて、消化器に慣れたものを多用する。
化学添加物、特に保存料（防腐剤）、着色料を含んだものはなるべく避ける。
重量で汁物を除いて主食の2倍を超えない。

そして、病気を治す（＝病気にならない）食養でもっとも大切なことは

◎材料

◎調味

◎量の吟味

です。

材料の目安としては次のA・B・C・D・Eの5グループから各一品を摂る献立を作るようにします。

ただし、基本的にはA～Cの3グループの材料で足り、D・Eグループは週に一度か二度用いればよいでしょう。

A　緑野菜類……ホウレン草、小松菜などの緑葉野菜。大根の葉、人参の葉、山菜など。

B　根菜類……人参、ゴボウ、大根、蓮根、ヤマノイモなど。

C　海藻類……わかめ、のり、ひじき、昆布など。

D　小魚介類……しらす干し、きびなご、いわし、煮干し、あさり、シジミなど。頭から尾まで全体を食べられる小魚類。

E　豆と菌類……豆類全般ときのこ類。豆は良質の植物性タンパク質、脂質、炭水化物などを備えたエネルギー効率も高い食品。きのこ類は繊維質が豊富で便通を整え老廃物を排出する。特に干し椎茸は高いカルシウム値を持つ優れものです。

㊟　以上の食材を用いる際、加熱しない『生のもの』として漬け物を一品取り入れることをぜひおすすめします。生命が維持されているのは物質転換という、人知を超えた離れ業を成し遂げる魔術師・「酵素」の働きによってである事は厳然たる不可思議な事実です。

万物の生命が成り立つために動植物が持つ無限の『酵素＝エンザイム』によらなければ一分一秒生きられません。その酵素は未来永劫、自然界に君臨する造物主の使徒なのです。人為（文明）の火（熱）（60～70度で死滅）によって破壊されてしまうのです」

玄米
～玄米と白米は違う食べもの～

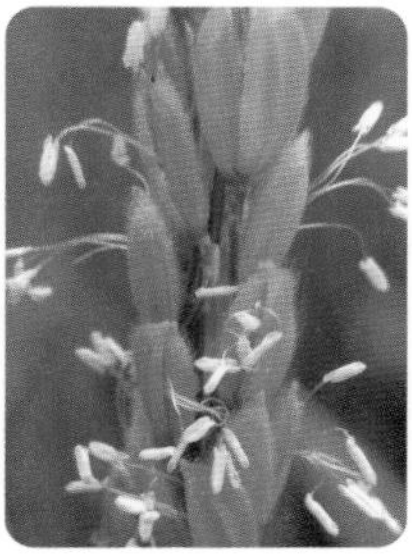
稲の花

「白米を『死んだ米』、玄米を『生きた米』といいますが、25度ぐらいの温度下で、ひたひたに濡れたティッシュペーパーの上に白米を置くと、4～5日で腐敗して悪臭が漂います。玄米だと7～8日で発芽、やがて根も伸び始めます。

白米が生命発現の部分を全部削り取られた物なのに比べ、玄米は次世代を育てる成分・エネルギーを十分蓄えた生命力の塊で、一握りの生き米は次代に向けて何千何万もの子孫を残してゆく、神秘ともいえる力を宿している『生きもの』です。

白米は生命の宿る胚芽と種の保存維持の役割を果たす皮膜（ヌカ）を取り除いたもので、死に米になっています。米へんに白で〝粕〟（カス）になる所以《ゆえん》です」

と、秋山先生はよく説明してくださいました。

さらに続けて、

「よく『玄米を食べると病気が治るのですか？』などと聞かれますが、それは違います。玄米は、大変すぐれた食品で、人が生きるための最良の食材であり、神秘とも思える力を宿し、食養指導において幾度もその力を体験してきました。

しかし、玄米を食べれば病気が治るというほど、単純なものではありませんし、よく噛まないと、その恩恵は得られません」

とも教えてくださいました。

だから、玄米を一口何十回も噛むことを推奨するのです。

ふるさと村では玄米ご飯を健康な人には70回以上、病いの治療を目指す人には１００回以上噛むことをおすすめしています。

ふるさと村直伝、小豆玄米の炊き方

01

ふるさと村では
玄米ご飯に小豆が
入っています
小豆は入手しやすく
火が通りやすい

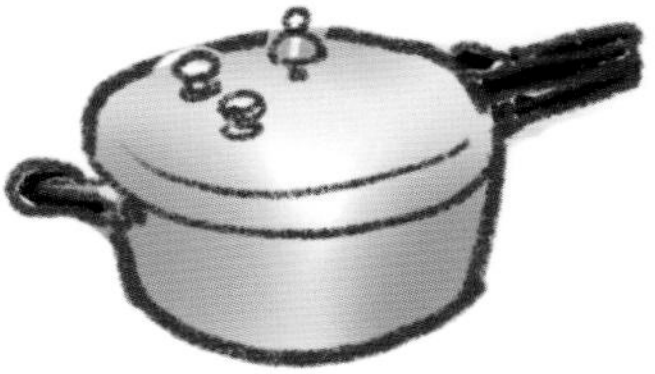

ふるさと村で
使っている
内釜式圧力鍋で
もっちり炊き上げます

02

玄米は洗ってザルに
入れ30分おいたら、
外釜に水2カップを入れ
内釜をセット

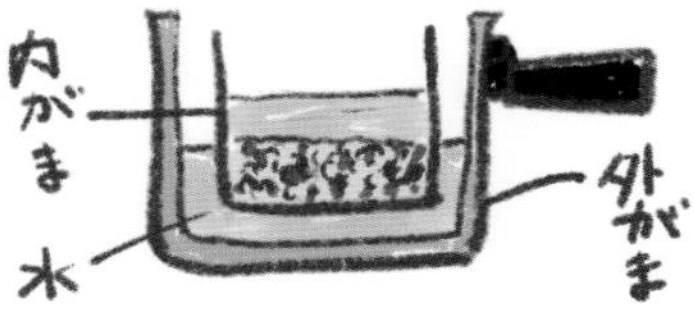

内釜には塩ひとつまみを入れ
玄米1カップにつき
水1.2カップが標準
（小豆を加えた場合は玄米の10～20%を
入れ玄米と同じ扱いで水を足す）

03

ふたをして強火にし、
数分後、蒸気が噴出
約2分そのまま強火に
その後弱火にして
20～30分炊く

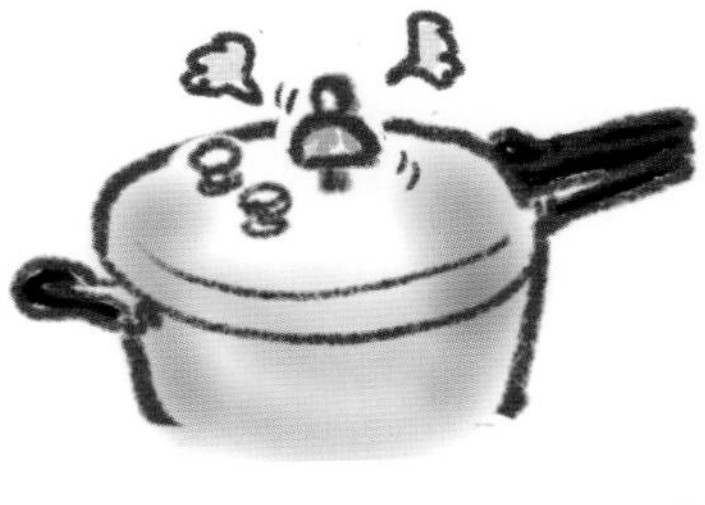

おもりがゆっくりと
ユラユラ動く

04

火を止めて5分後に
蒸気を抜く
15分そのまま
蒸らしてでき上がり

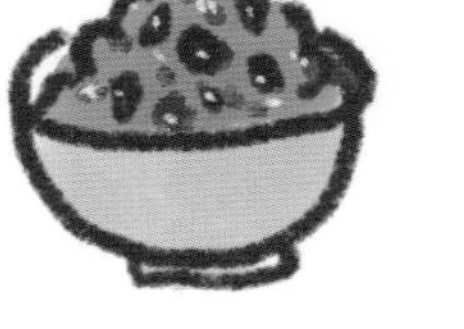

小豆はビタミン・ミネラル・
食物繊維を多く含み、
排出力や浄血力も
強いのが特徴です

小豆玄米のお供、自然塩で作る黒ゴマ塩

01

自然塩すりきり
大さじ1を
フライパンで弱火で
1分ほど煎る

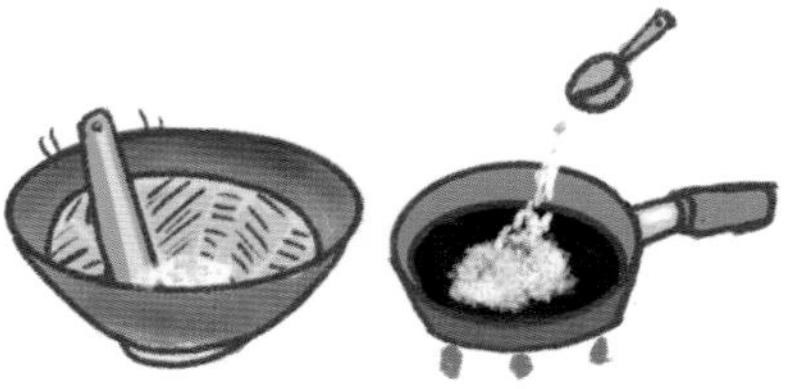

すり鉢で粉状に
細かくすり、
別の器に取り出しておく

02

黒ゴマ山盛り
大さじ4を
フライパンで軽く煎る

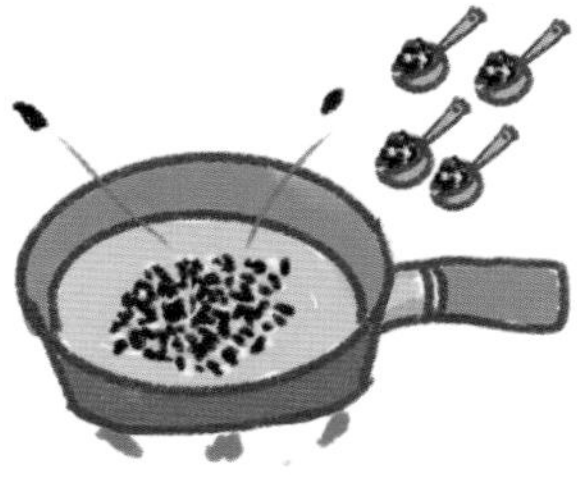

ゴマがはね出したら
火を止めて
いったん冷ます

03

すり鉢に黒ゴマを入れ
ゴマの上にすった
塩をかぶせる

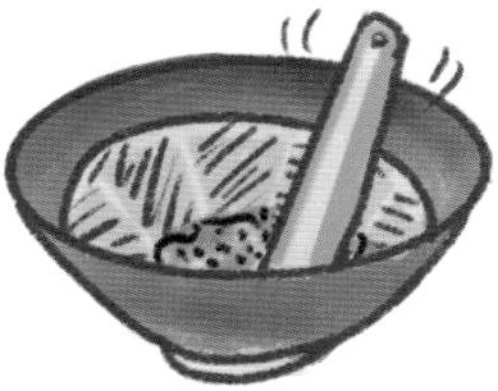

ゴマの粒が半分に
なるまで
粘りが出ない程度に
力を入れず丁寧にすり砕く

04

ゴマは酸化しやすいので
密閉容器に入れて
冷蔵保存し
3～4日で使い切る

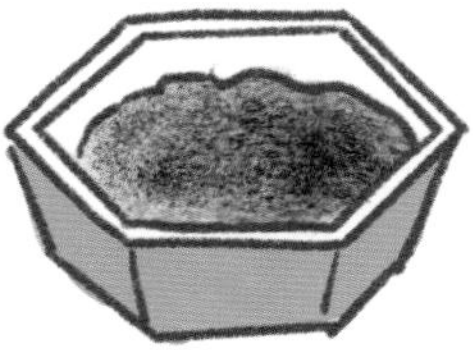

ふるさと村では
玄米ご飯にふりかけて食べます
黒ゴマをふりかけるのは
カルシウムや亜鉛や
鉄分などのミネラル、
タンパク質、脂質を多く含み
補えるため

玄米スープ

01

ふるさと村で
病気療養のお客様に
お出ししていた
玄米スープの作り方

栄養満点です
口の中でよく
唾液と混ぜ合せ
味わって飲み込みます

02

フライパンに
1カップの
生の玄米を入れる

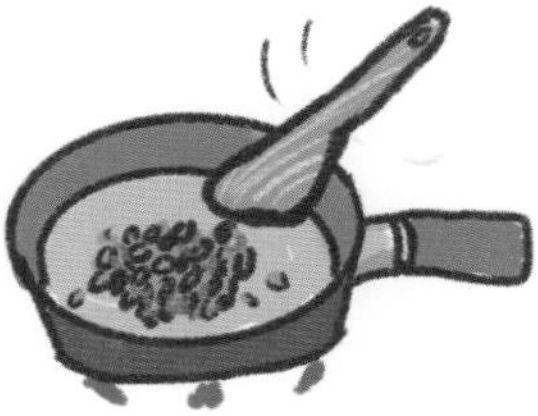

きつね色になるまで
乾煎りして
白く割れ始めたら

03

煎った玄米を
水5〜10カップで
20〜30分煮る

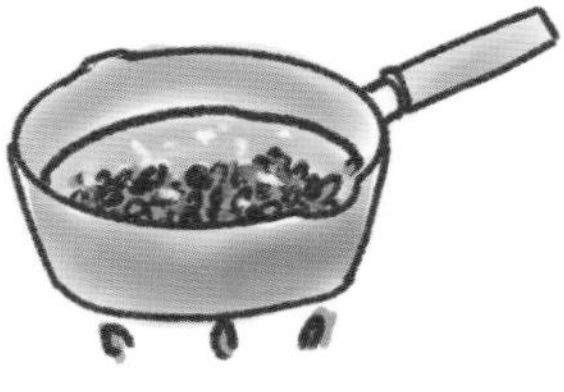

じっくり煮込んで
玄米の栄養分も引き出す

04

ザルで漉して
味をみながら
塩で味つけする

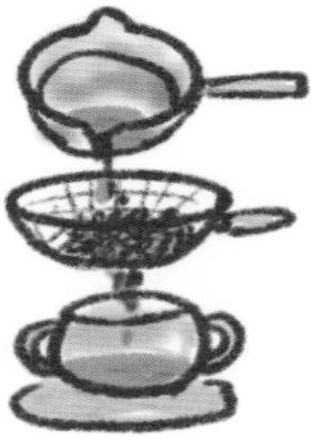

日持ちしないので
その日のうちに飲用する

玄米クリームの作り方

01

玄米の栄養素を
消化吸収しやすい
状態に
したものが
玄米クリームです

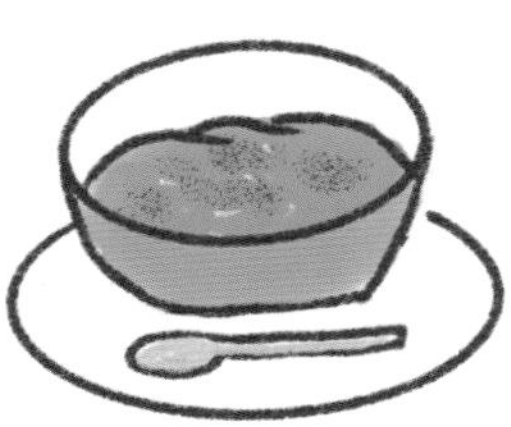

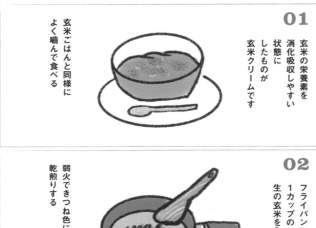

玄米ごはんと同様に
よく噛んで食べる

02

フライパンに
1カップの
生の玄米を入れる

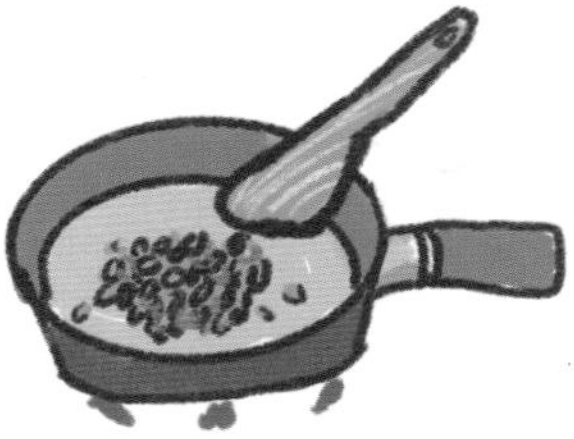

弱火できつね色になるまで
乾煎りする

03

水5カップで
90分煮込み

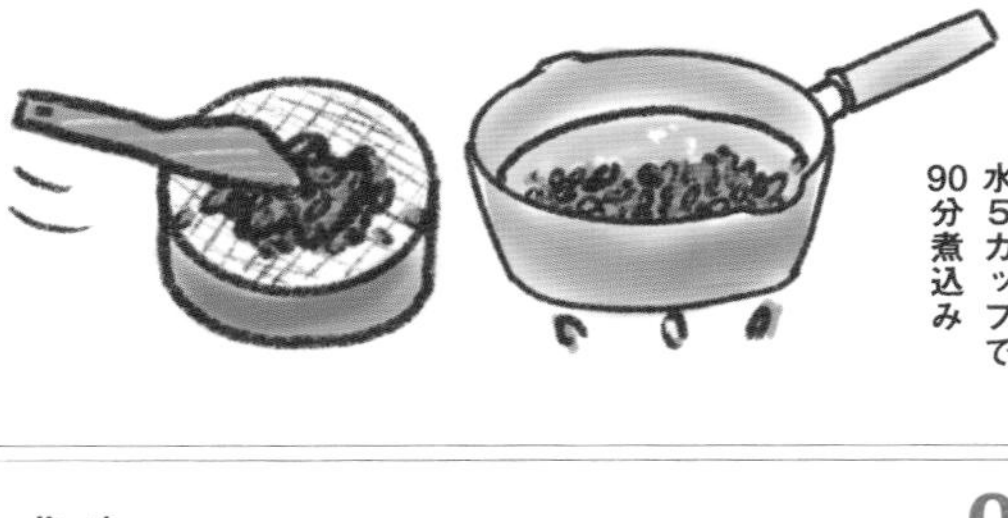

裏漉しして
クリーム状に

04

裏漉しした玄米を
さらに煮詰め

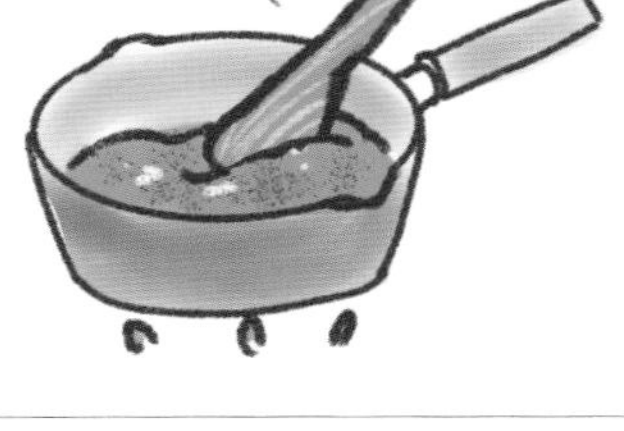

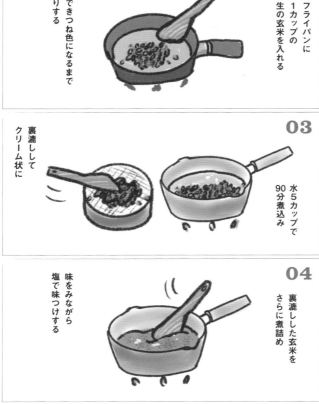

味をみながら
塩で味つけする

梅干し
～毎日梅干し一粒が健康につながる～

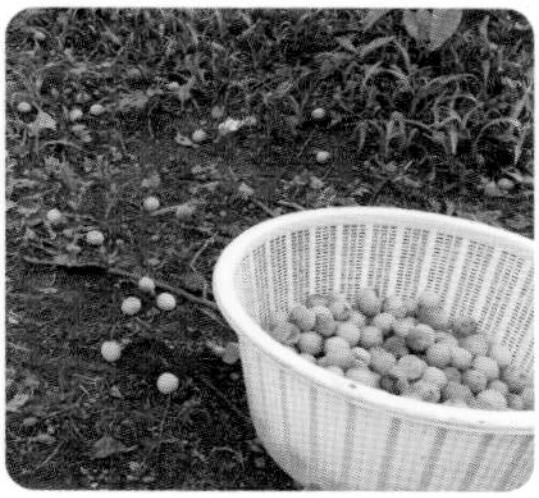
ふるさと村で採れる
梅の実

秋山先生が梅の効用についてよく話されたお祖母さまの話があります。

「昭和十三年、小学生となった頃の我が家には大正の終わりから年々漬けられた梅干しの甕《かめ》が納屋に列を作っていました。

腹痛や胃腸障害に効くから、近隣の人たちが頻繁に祖母のところへ梅酢をもらいにきたものです。

すると祖母はなるべく古い甕《かめ》から無色透明（古いほどゼリー状）の梅酢を取り出して、『茶さじ一杯を熱い番茶で飲めばすぐ治るから』と言いながら、確信に満ちた面持ちで渡していました。

勿論《もちろん》、少年時代の私は、毎日梅干し一粒食べればお腹の病気や疫病をしないから、と言われ、半ば強制的に食べさせられて育ちました。

体内の約60兆ある各細胞内のミトコンドリアでは、クエン酸回路と呼ばれる、梅干しや酢の成分であるクエン酸が次々に反応して有機酸が再生され、食べて消化吸収されたブドウ糖を使って生命エネルギーを作り出しています。そのクエン酸が不足するとクエン酸回路は支障を来して、疲労を感じ、凝《こ》りや痛みが生じます。

甘いもの好きで、酢も梅干しも口にしない人で50歳を過ぎたら、神経系統・骨格・歯・筋肉系統のいずれかが障害を生んでいるはずだと、私は断言してはばかりません。

糖分と梅干し・酢は対極にあって糖が体内に入るとエネルギーに代わるときシュウ酸が出来、これがカルシウムと結びつかないと体外に出ないので、糖分を摂取するたびにカルシウムが奪われるのです。

逆にクエン酸による代謝によってのみ、吸収しにくいカルシウムを吸収する形に変えるので、梅干しや酢を摂ることをおすすめします」

現代ほど人類が糖分を摂取している時代はありません。糖分のとりすぎが不調や病気の原因のひとつになっていると、秋山先生は考えておられたので、何度も繰り返しになりますが、糖分を好むほどに梅干しや酢を積極的に食べることをおすすめします。ふるさと村では梅干しの他に、柿酢も手づくりしています。

梅干し、梅酢の作り方

01

ふるさと村の梅は
樹上完熟梅の実を使用
青い梅は黄色に
なるまで完熟させる

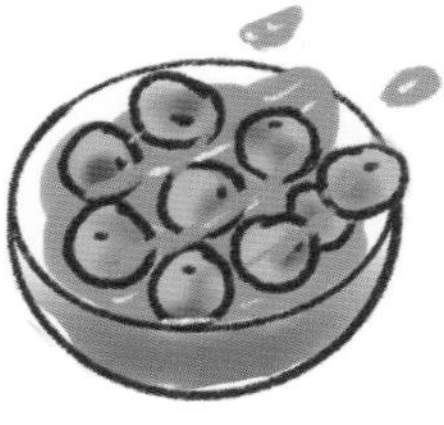

ふるさと村では専用の
洗濯機をゆっくり回し
汚れを取るとともに
ほんの少し
表面にキズを付けます

02

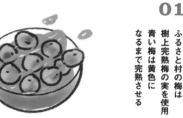

水気を切ります

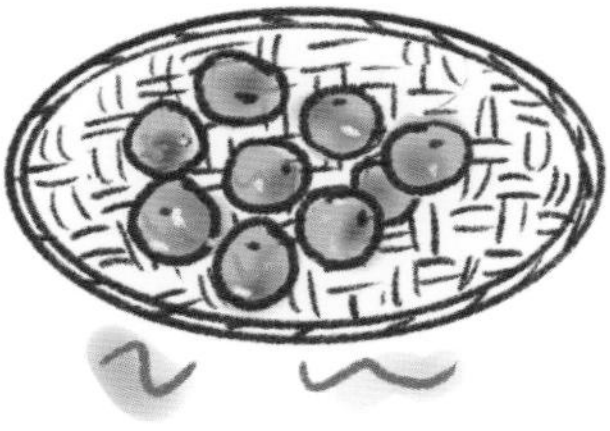

03

梅の重さの
20%の天日塩を

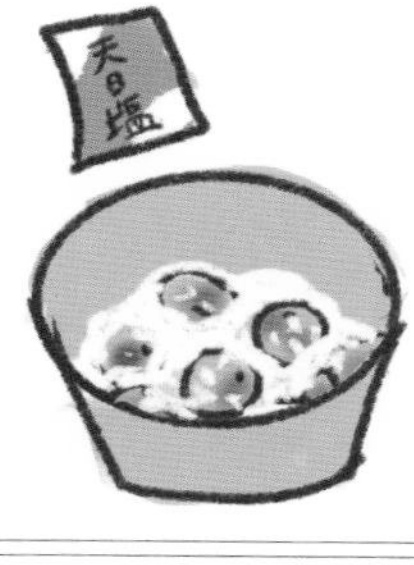

梅にまぶしながら
樽に漬けていく

04

梅の2倍の重さの
重しをのせる

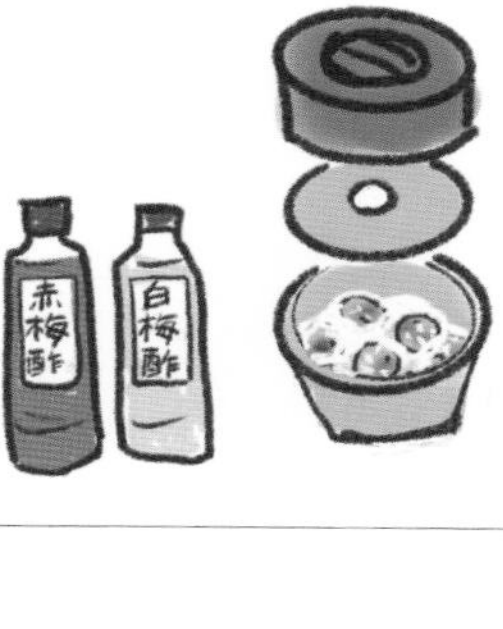

3日くらいで
上がってきた水分が梅酢

梅干し作り

01

梅酢が
上がってきたら
重しを半分にして

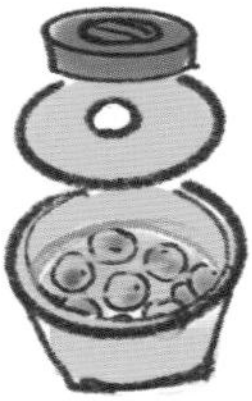

梅が梅酢に浸かるように
引き続き漬ける

02

梅が梅酢に
浸っている状態にして

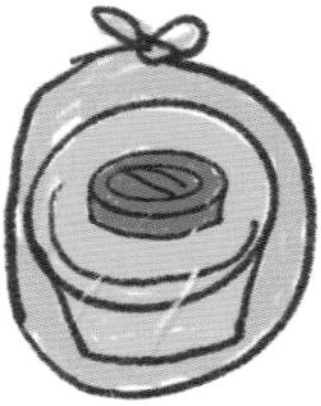

冷暗所に置く

03

梅雨明けに
天日干しと夜露に
三日三晩さらします
土用干しです

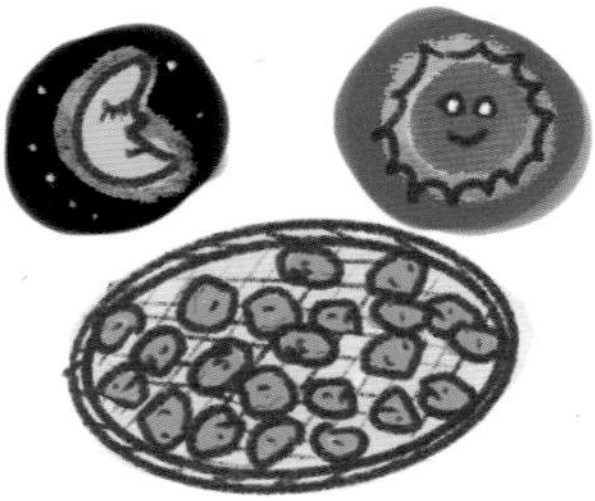

梅の皮は破れやすいので
優しく裏返し
強風や雨は厳禁
この過程で皮はいい硬さに
梅肉は柔らかくなります

04

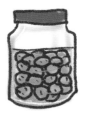

別の容器に移し
半年ほど置いて
熟成させる

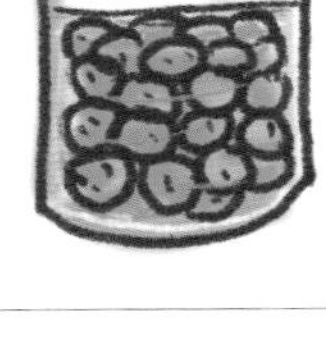

梅を濡らすくらいの
梅酢に浸しておく

柿酢づくり

01

酢はクエン酸が
多く含まれ、
疲労回復の特効薬

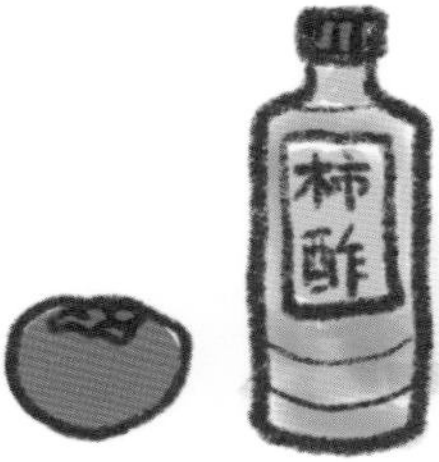

免疫力を担う栄養素である
カルシウムの
吸収を促進する

02

秋山先生は
おちょこ一杯の
柿酢をぐいっと
飲んでいました

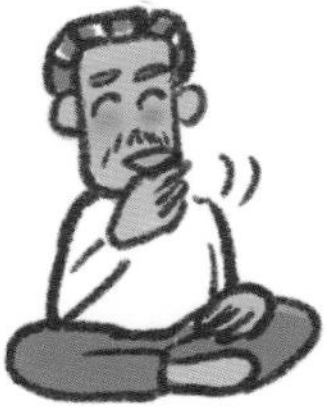

03

柿の表面にある
酵母と酢酸菌により
酢になるのです

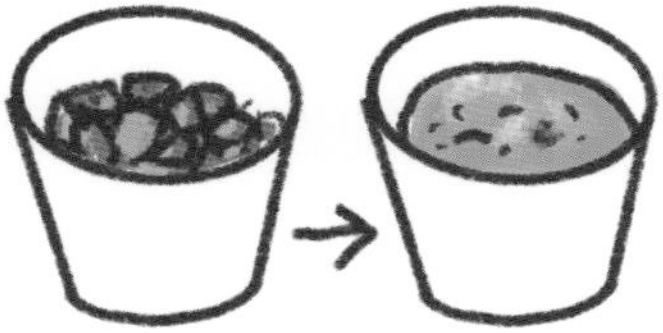

ヘタと汚れを落とし4つ
切りにしてタルにつめるだけ。
ポイントは熟柿も
一緒に入れること。
ぜひ手作りしてみましょう

04

サラダには
ゴマ酢ドレッシング
酢味噌あえなども

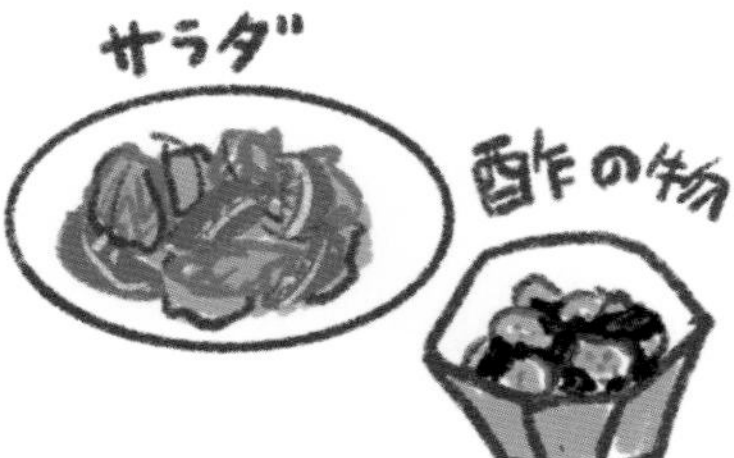

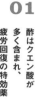

美味しくいただけます

ぬか漬け
〜ぬか漬けは酵素がいっぱいの生野菜〜

「生ものが一品必要。
その理由は酵素にあります」

秋山先生は、生野菜の一番有効な食べ方は漬け物だと考えています。

「野菜に含まれるビタミンAやCがそのまま摂れる利点に加えて、例えばぬか漬けなどは、ビタミンB群がもっとも豊富なぬかから、ぬか床に溶け出て（ビタミンB群は水溶性のため）漬け込まれた野菜の中に浸透するので、ぬか漬けの野菜はビタミンBが何倍にも増幅されるのです。

さらに、それぞれ異質の酵素を豊富に持った野菜が、ぬか床が古いほど、何千、何万

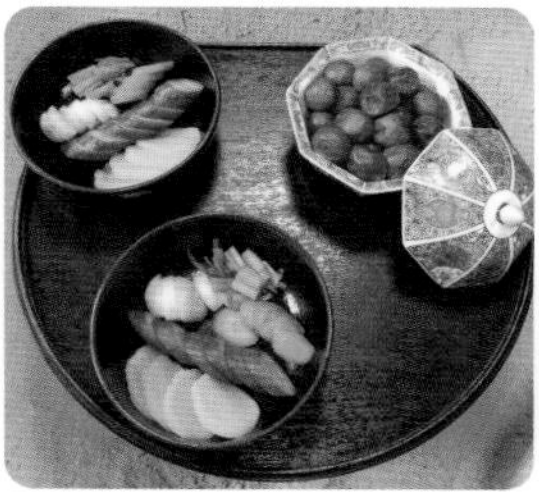
ぬか漬け、たくあん、
梅干しは、
ふるさと村の定番

と通りすぎて、ぬか床の中は酵素の宝庫になっています。

発酵による有機酸の無数の存在も野菜を通して摂取できるのです。

また、生野菜をそのまま食べると、食物繊維の消化で胃腸に負担がかかるのですが、野菜をぬか漬けや漬け物にすると、野菜の細胞液が塩に比べて浸透圧は格段に低く、野菜は脱水され、塩によって溶けたぬか床内の諸々の成分が野菜の細胞内に浸透します。

その塩の浸透によって、野菜の水分は除去され、細胞の生活機能は失われます。

そして、細胞の自己消化が起こり、食物繊維が崩れて消化しやすくなります。

加えて、青臭みやアクも除かれ、風味が出て美味しく食べられるのです。

ぬか漬けやたくあん漬けの漬け床には、有用な乳酸菌がたくさん繁殖し、それらを食べることで腸が整えられ、免疫が活性化します。

発ガン性物質などの排出や解毒作用、病原菌やウイルスの感染予防作用などが増すのです」

ぬか漬け

01

できるだけ新鮮な
生ぬか3kgに

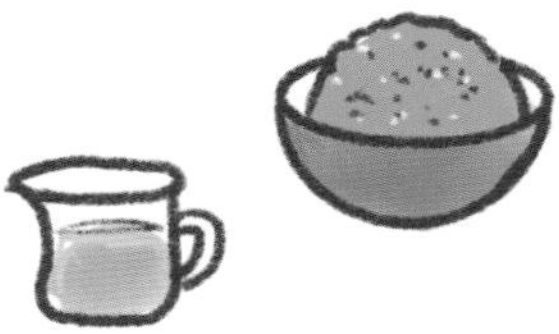

500gの塩を溶かした
湯冷まし3ℓを混ぜる

02

茶碗一杯ほどの
タネぬかを加えて
混ぜ合わせる

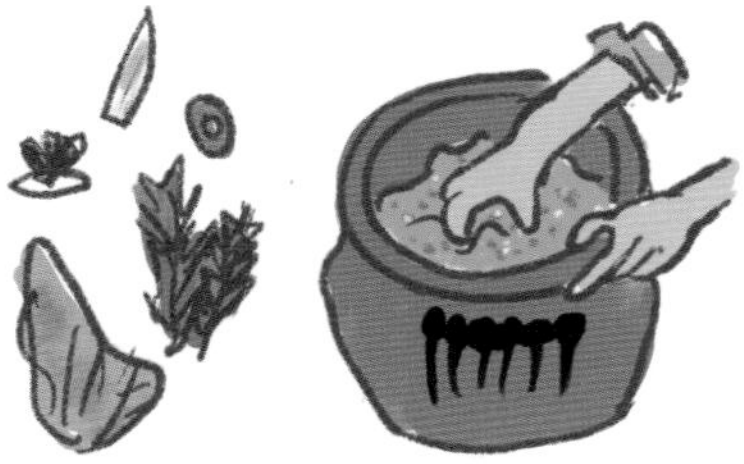

野菜くずを入れて
捨て漬けをする

03

毎日かき混ぜ
手のひらでぬか床の
表面を押し付けて
空気を抜きます

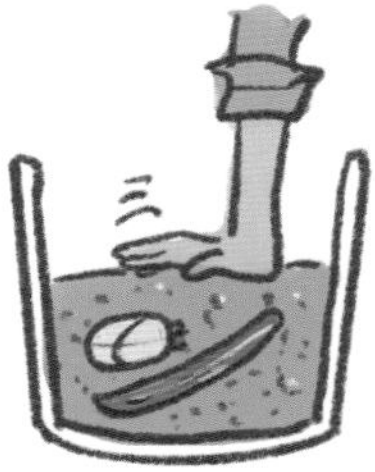

ときどきぬか床を
味見して
ぬかや塩を足したり
水分を取り除いたりします

04

野菜や季節
好みによって漬ける
時間はいろいろ

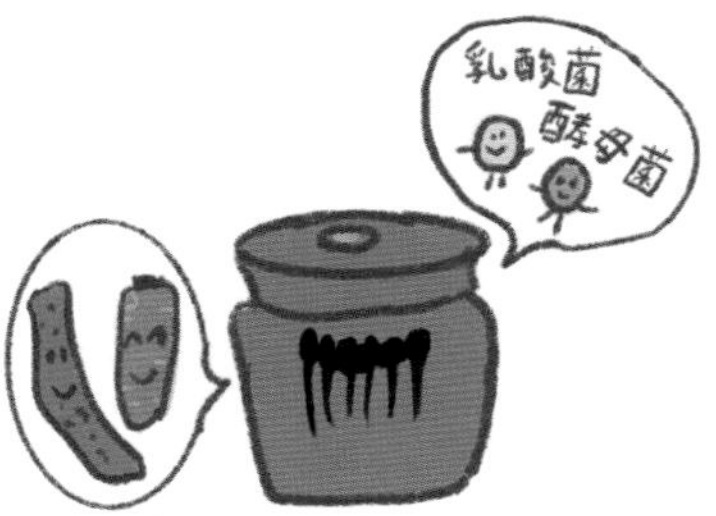

ふるさと村の塩かげんは
夏のキュウリが
2時間で漬かる感じです
結構塩強めです

昔ながらのたくあん

01

収穫した大根を洗い

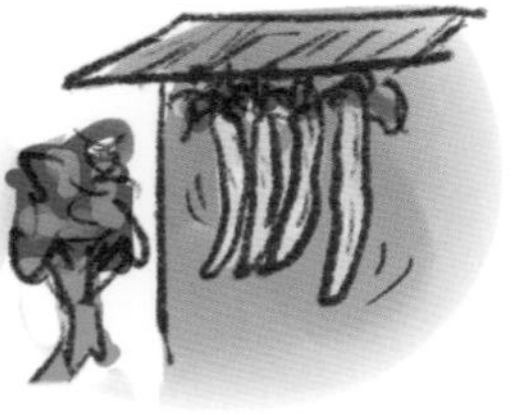

風通しが良い場所に
1～2週間干す

02

しっかり水分を抜いたら
葉を切り落とし
大根の重さの約7％の
塩と約10％の
米ぬかをよく混ぜ

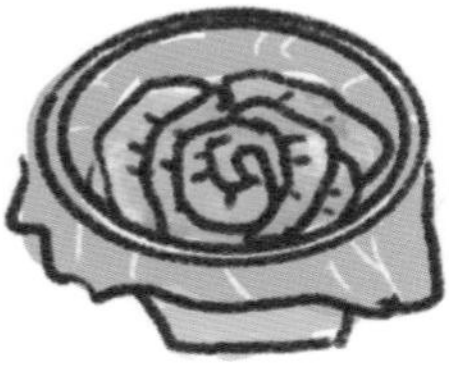

ポリ袋を敷いた樽に
隙間なく詰めた
大根とぬかを
交互に入れていく

03

大根の葉を
かぶせたら残りの
02のぬかをかけて
押しぶたをして

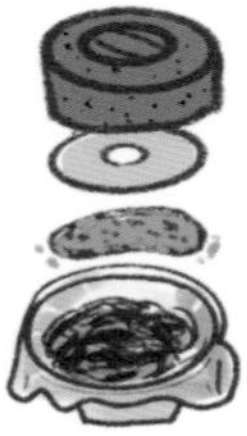

2倍の重さの重しを
のせ冷暗所へ
1週間前後で水が
上がってきたら
重しを半分に

04

3週間後くらいから
食べられます
食べる分だけ
取り出したら
空気に触れさせない
ようにふたをする

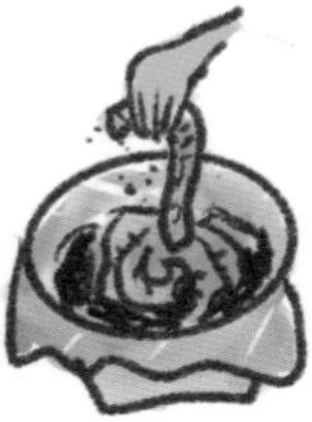

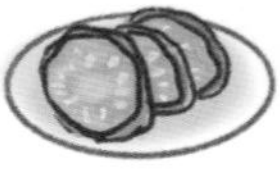

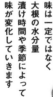

味は一定ではなく
大根の水分量
漬け時間や季節によって
味が変化していきます

味噌汁
～甘酒が飲む点滴なら、味噌汁は天然の栄養ドリンク～

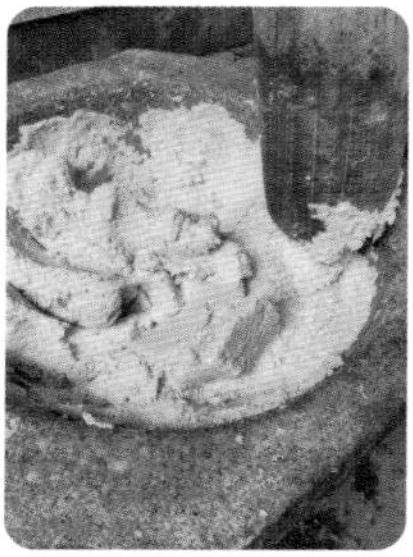
ふるさと村では
味噌を杵と石臼で造ります

ふるさと村の味噌は、お米を蒸して麴菌を発酵させた米麴に塩を加え、ゆでた大豆とともに杵《きね》と臼《うす》ですり潰して混ぜ合わせたものを半年以上発酵させたものです。

栄養学的に言っても、炭水化物のお米とタンパク質の大豆を発酵させ、麴菌をはじめ、乳酸菌や酵母菌もたくさん含まれているだけではなく酵素や菌類が分解生成するブドウ糖やアミノ酸、ビタミンやミネラルが多く含まれています。これだけでも元気が出そうです。戦国時代には陣中食として使われたのもうなずけます。

さらに、昆布や干し椎茸からだしをとり、味噌汁の具に、豆腐やわかめやシジミ、タマネギやジャガイモだけではなく、山菜やいろいろな旬の緑野菜を加えれば、おかずにもなります。また、油あげを加えたりゴマ油を少したらせば、脂質も摂れ美味しさも増

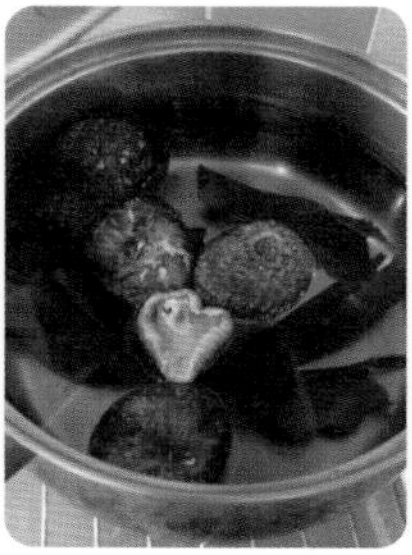

味噌汁のだしをとっている
最中です

します。

味噌汁は、日本人のソウルフードであり、天然の栄養ドリンクです。

「ふるさと村の主食は、神秘の力を宿している『生きている食べもの』の玄米に排出効果の高い小豆を加えて炊き、ミネラルや必須脂肪酸を含むゴマ塩をふりかけます。加えてクエン酸いっぱいの梅干しに、ビタミンやミネラル、乳酸菌や酵素を含み、消化しやすくなったぬか漬けや他の漬け物。

それに加えて、天然の栄養ドリンクの味噌汁です」

これだけで十分に元気が出ます。

ふるさと村の自家製味噌

01

大豆を前日から
水に浸し

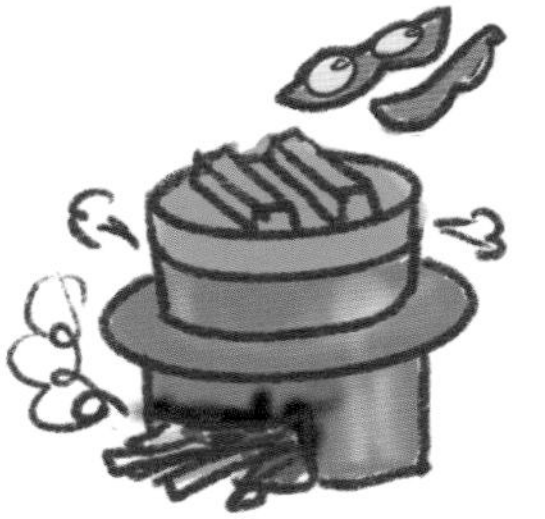

大釜と薪で
約6時間ほど煮る

02

茹で上がった大豆を
石臼に入れて

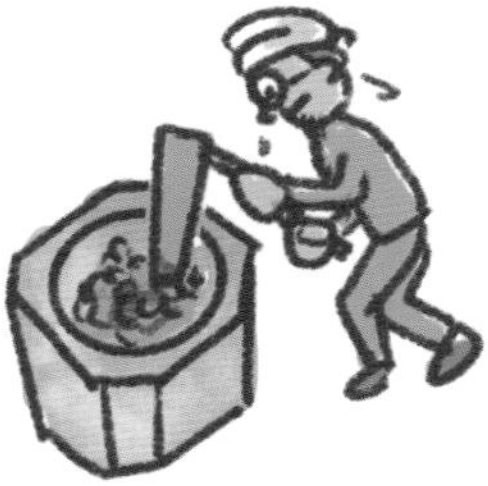

杵で丁寧に
すりつぶす

03

手作りの麹と
天日塩を加え

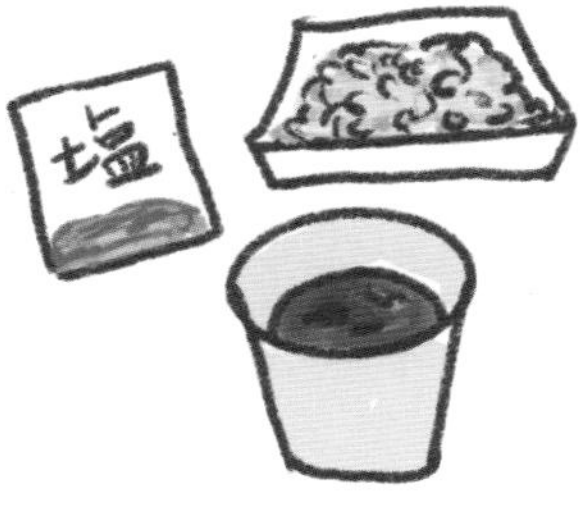

大豆の煮汁を少し加えて
杵でよく混ぜて

04

樽に移したら
カビ防止の塩をふりかけ
ラップしふたをして
冷暗所で半年

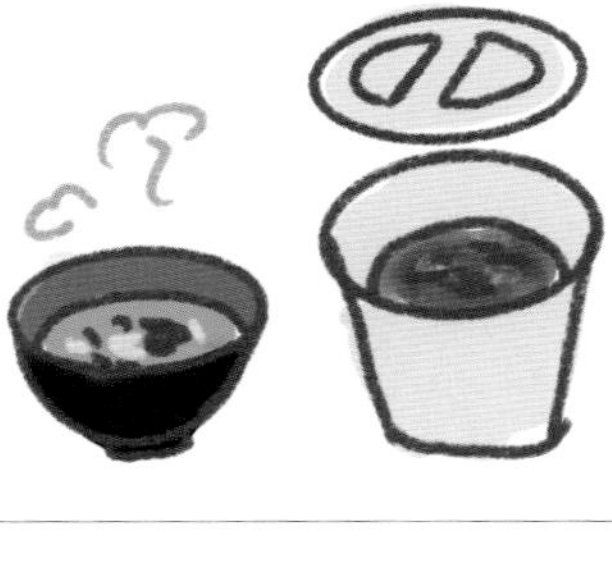

食べ頃は1年後です

味噌汁のだし

01

明日の味噌汁のために
前の晩に

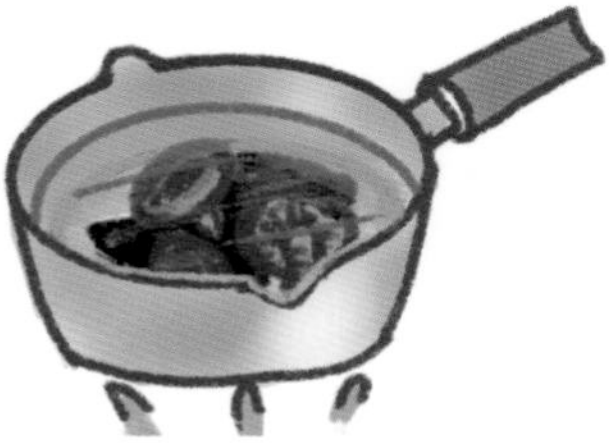

干し椎茸と昆布と水を
鍋に入れておく

02

翌朝
そのまま火にかけ

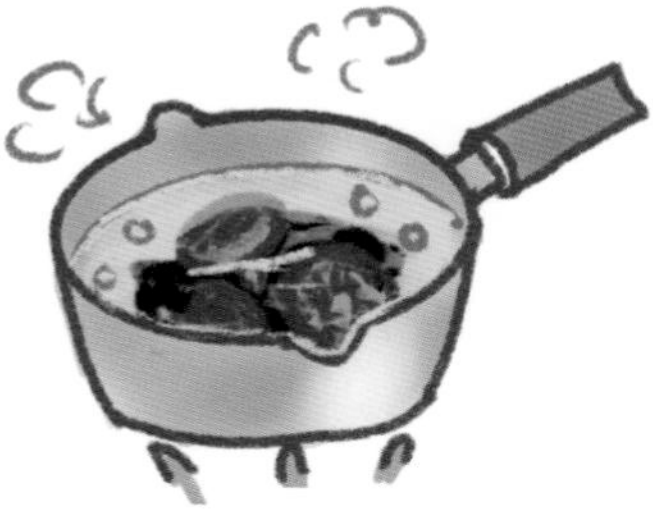

弱火でじっくり
10〜20分ほど煮込む

03

しっかりだしが
とれたところで

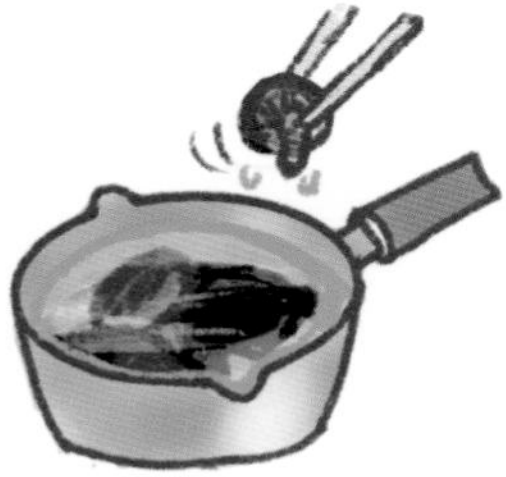

干し椎茸と昆布を
取り出す

04

残った干し椎茸や
昆布は細切りにし
ひたひたの水で
柔らかく煮る

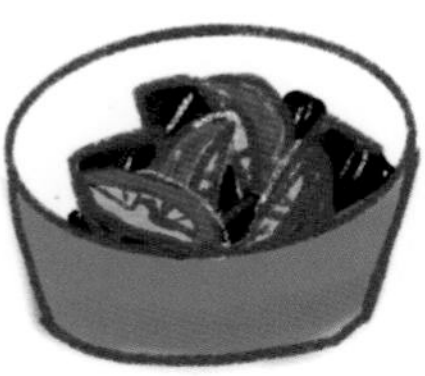

醤油とみりんで味付けし
ふるさと村では
佃煮にして食べています

緑野菜
～緑野菜は血液の素～

秋山食養では、主食に加えて、緑野菜と根菜類と海藻類の副食をすすめています。

「植物の葉緑素（クロロフィル）と人の血液の赤血球の血色素（ヘモグロビン）は、その分子構造がとても似ています。

葉緑素と血色素の化学構造式はCとH・Oの配列が同じで、核となる元素が葉緑素はマグネシウム（Mg）で、血液は鉄（Fe）と異なるだけです。

そして、私たちの体内では、緑の野菜を食べることによって体内に摂り入れられた葉緑素を材料にして、赤血球が作られています。葉緑素が『緑の血液』といわれる所以です。

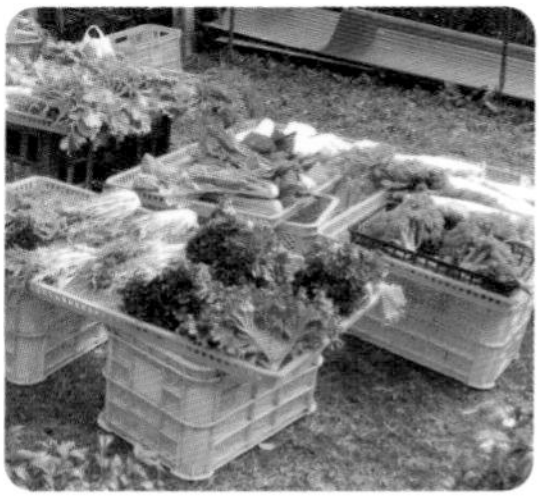

採れたての野菜やたくあん用に天日干しする大根

多くの動物たちが『緑野菜』を食べて生きているのも、これで大いに納得がいきます」

よく先生が話してくださったことで印象深いものは、「肉食動物であるライオンも、狩りをしたシマウマの内臓の中にある、緑の草を一番に食べる」というエピソードです。肉食動物も緑の野菜が必要で、赤い血液の動物は、緑の野菜を食べなければ生きていけないという話です。

緑野菜

01

葉緑素がいっぱいの
緑野菜は

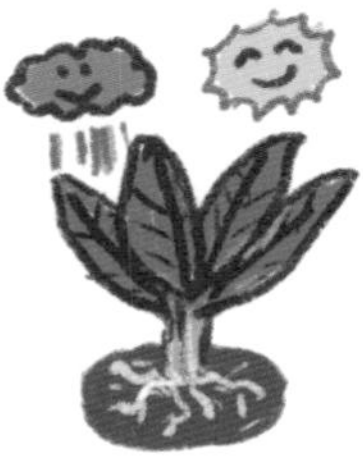

太陽と土の恵みで
ビタミンとミネラルが豊富

02

植物の葉緑素は

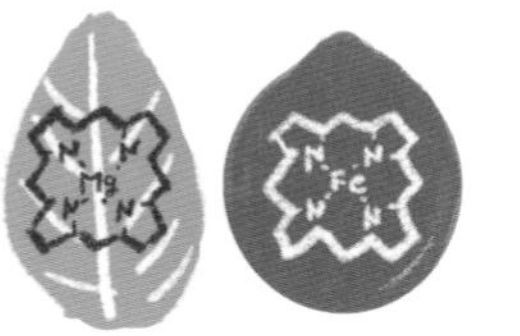

人の血液の赤血球
ヘモグロビンの色素と
構造が似ています

03

たっぷりの湯で
さっと茹で

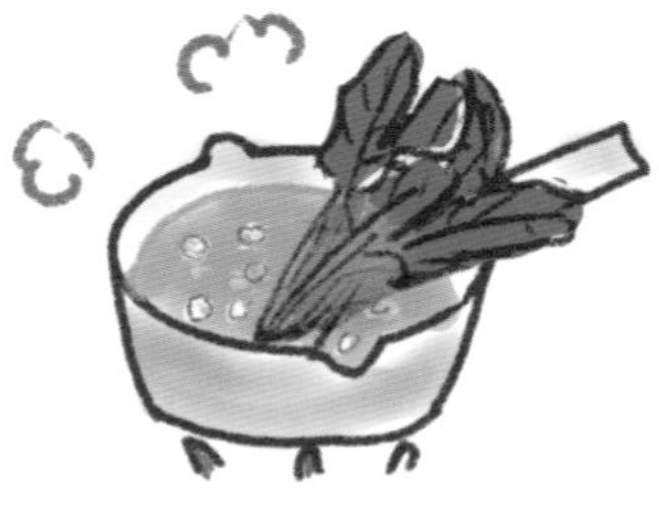

04

醤油やだしや柿酢で
味付けしていただく

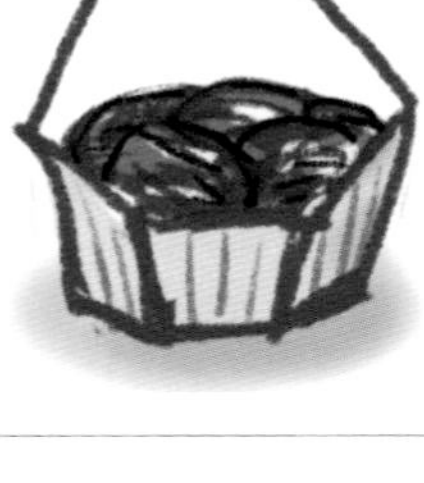

シンプルに
おひたしにします

根菜
～根菜類はからだを温める～

秋山先生は、現代人のからだの不調の大きな原因のひとつを、体温の低下だと考えていたので、次の話をよくされました。

「本来、気温の高い時期、あるいは、暑い地域に産する野菜・果実は、体温を下げる使命を持っているのです。

熱帯地方に果物が多く自生するのは周知の通りで、炎天下で生きる動物が食べることにより体熱を下げ生きやすくする仕組みなのです。

太陽のエネルギーを直接受けて育つスイカ、キュウリ、ナス、トマト、ピーマン、オクラ、ゴーヤなどは、高温で成熟して、食べれば高温で喘《あえ》ぐ動物が凌《しの》ぎやすくなる役目を帯びているのです。

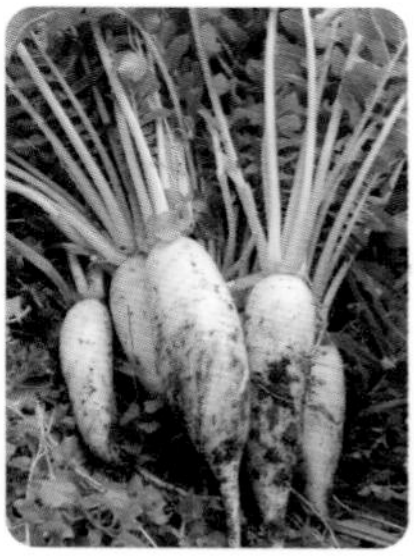
自生農で採れた大根

しかるに昨今は、自然界の摂理なんかとは無関係に、お正月の料理にまで、キュウリ、なす、トマトにメロンにスイカが並んでしまう、〝恵まれた不幸の時代〟と呼ぶことにしています。

これが体温下降の最大の理由と考えているところです。

夏が過ぎて秋から冬に向かって気温が冷えてくれば、サツマイモ、里芋、人参、ゴボウ、大根、ヤマノイモ、蓮根などからだを温める作用の強い根菜類を食べて寒さが凌げるように自然界はできているのです。

人参、ゴボウに代表される根菜を油で炒める、きんぴら料理が日本各地で伝承されてきたのも、からだを温めて抵抗力、免疫力を高め、またとない健康食であったことを、長い、長い生活から得た知恵であったからに相違ありません。

きんぴらが、どこの地域でも、お祭り、来客、慶弔時には付き物であったのですが、近年、若い世代からは見捨てられてきたことも、冷え、低血圧、貧血症などを増やしている理由だと私は思っています」

秋山先生の作る食事には、きんぴらなどの根菜料理は欠かせないもので、諸説ありますが、ふるさと村では、菜根はからだを温めるものと考えています。

根菜はきんぴらに

01

きんぴらは
デトックス効果の
あるゴボウと

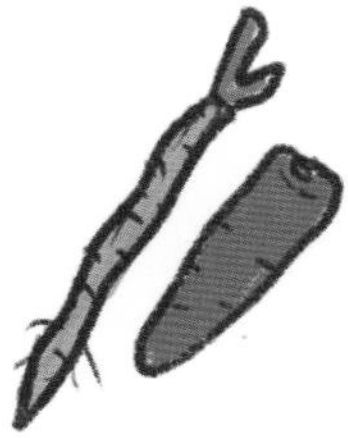

栄養豊富な人参の
黄金の組み合わせ

02

皮ごと細切りにした
人参を最初に
ゴマ油でじっくり炒めて
いったん取り出す

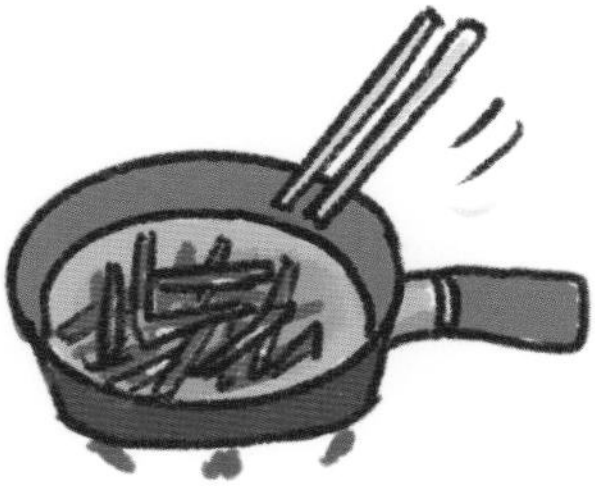

体内でビタミンAを
生成する人参のカロテンが、
油にとけて吸収しやすく
なるため炒める

03

たわしで泥を落とし
皮ごと細切りにした
ゴボウを

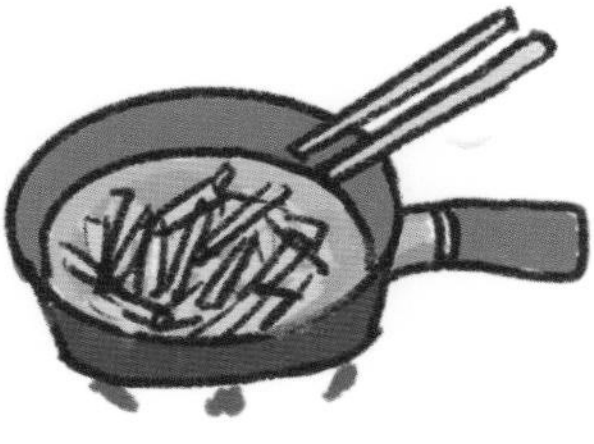

ゴマ油で炒め
水を入れて煮しめて
しょう油で味付け

04

人参を戻して
水を加え煮しめて完成

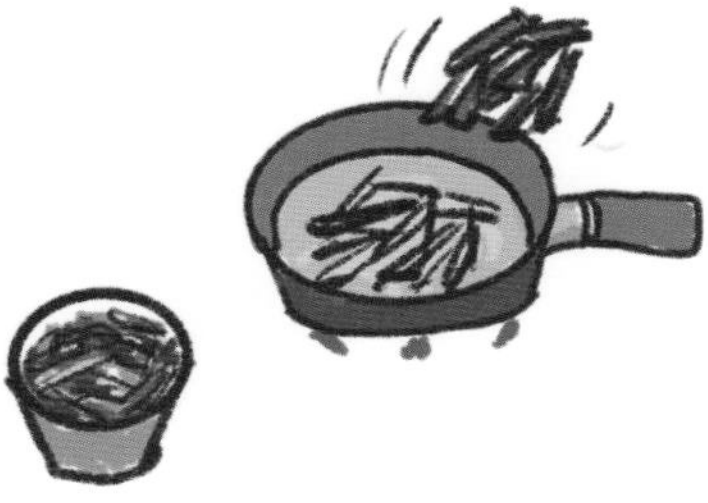

水を加えて煮しめるのは
肝臓での油の分解の
負担を減らすため

海藻
～海の野菜～

「周囲を海に囲まれた日本人は、昔からのり、わかめ、昆布、ひじきなど海藻を食べてきました。海藻は、日本人のからだに不足しがちなカルシウムをはじめ、カリウム、ナトリウム、鉄などのミネラルを多く含んでいます。また、海藻の多くは海の中で光合成をしている野菜でもあります。

生命の起源とされる海。その成分と酷似している母親の羊水の中で胎児は育ち、ヒトの体液や血液もまた海水のミネラルバランスと共通点がたくさんあります。

海水の中で今も生きている海藻類は、まさに『人間に必須のミネラルの宝庫』。

生命を保つために大切なものといえます」

先生が作ってくださった料理には、毎日、昆布と干し椎茸でだしをとった味噌汁を欠かしませんでした。わかめ、ひじき、のりも頻繁に登場しました。

ひじき煮は食養ご飯に必須

01

乾燥ひじきは水で戻す
長ひじきは約20分
芽ひじきは約５分

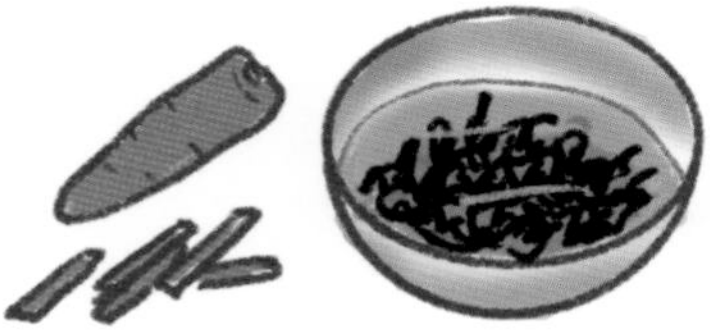

水で戻すと
長ひじきは約4.5倍
芽ひじきは8～10倍の量になる
長ひじきは適当な長さに切って
人参は細切りに

02

フライパンに
ひじきと人参を入れ
ひたひたの水で
柔らかく煮る

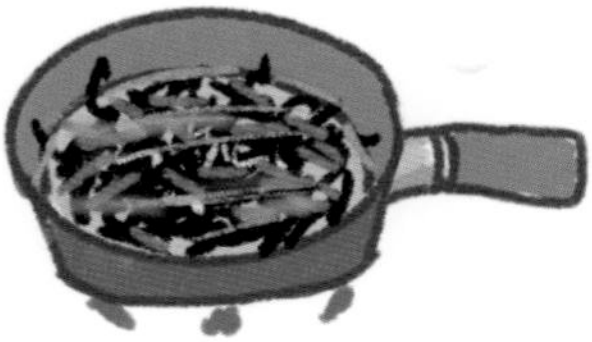

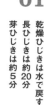

醤油と少量のみりんで味付け

03

食養の味付けは
醤油だけ
美味しくするため
みりんも少し足す

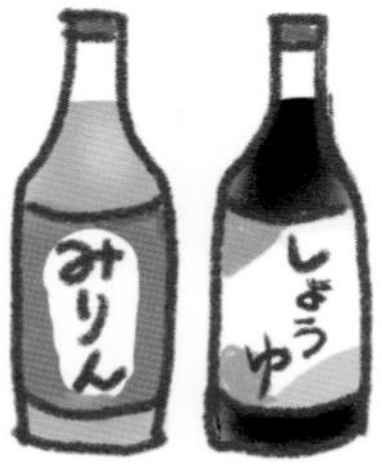

汁気がなくなったら
でき上がり

04

ひじきは
海藻の中で
最も陽性が高い海藻

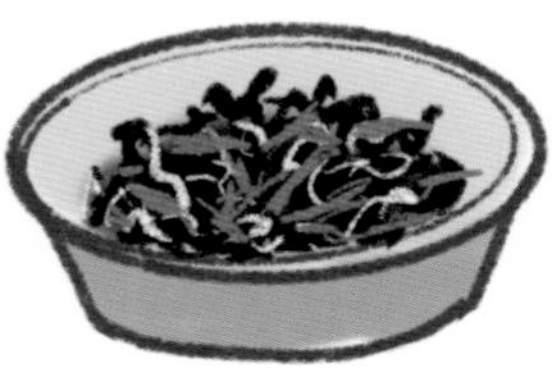

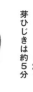

腸内環境をととのえ
貧血と便秘に効く
定番おかず

小魚介類
〜日本は海に囲まれ、山には清流〜

「日本列島は海に囲まれ、山からは清流が流れ出し、海に流れ込んでいます。

日本人は古くから、海藻同様、海や川で獲れる頭からしっぽまで食べられる小魚、貝類を中心に、小魚介類を食べてきました。


ふるさと村では、きびなごの丸干しや、あじの開きなど、できるだけ地元の港にあがる、地元産の魚の加工品を食べています。

また、生きているものはすべて、それぞれに『陰・陽』の調和が保たれているので、一部分を食べるのではなく、全体をまるごと食べています。

これを食養では『一物全体食』といい、できるだけ地元でとれるもので、頭から尾まで食べることを、食養の元祖、石塚《いしづか》左玄《さげん》は説いてきました。

つまり、マグロの『トロ』と、いわしをまるごと食べるのとでは、『栄養の質』がまったく異なるのです。

まるごと食べられる魚は小さいものが中心で、高級魚の養殖にありがちな抗生物質などの薬剤の心配もありません。

頭からしっぽまですべて食べられる魚介類を食べましょう」

頭から尾まで食べられるじゃこ、きびなご、いわしや、あさり、シジミなどの貝類をおすすめしています。

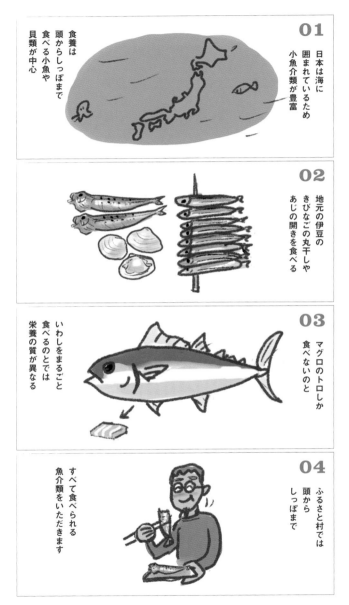

小魚介類

01

日本は海に
囲まれているため
小魚介類が豊富

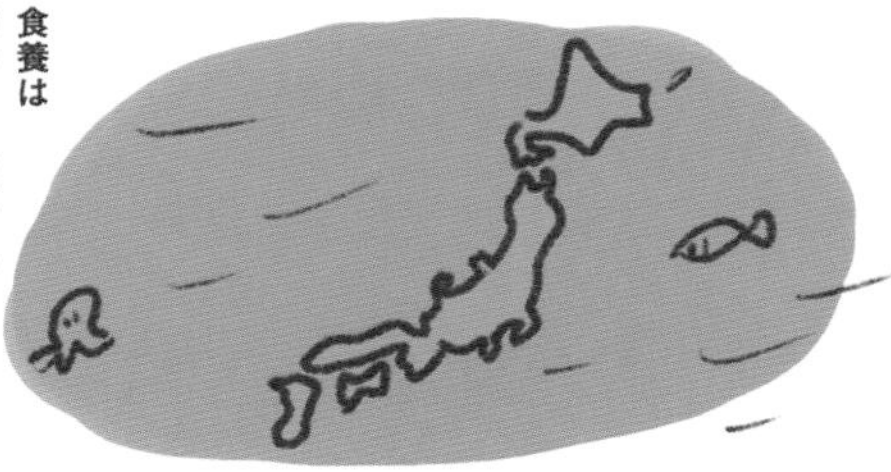

食養は
頭からしっぽまで
食べる小魚や
貝類が中心

02

地元の伊豆の
きびなごの丸干しや
あじの開きを食べる

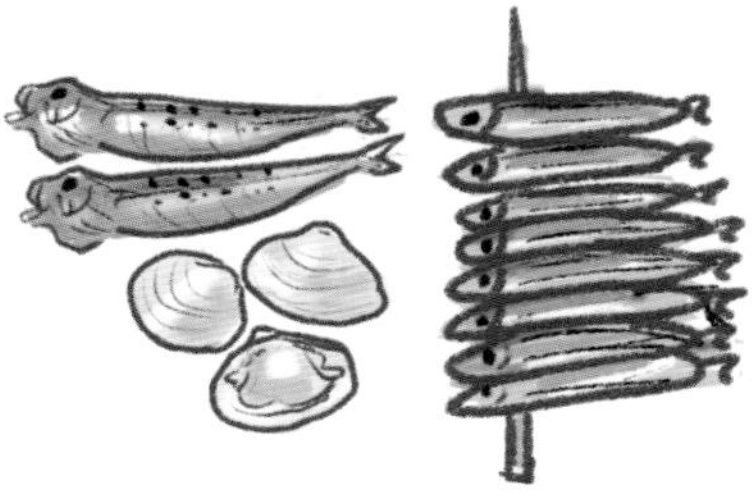

03

マグロのトロしか
食べないのと

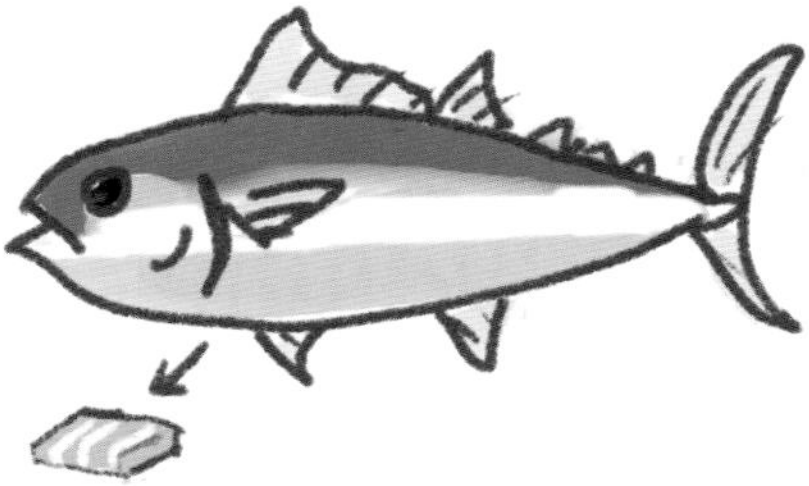

いわしをまるごと
食べるのとでは
栄養の質が異なる

04

ふるさと村では
頭から
しっぽまで

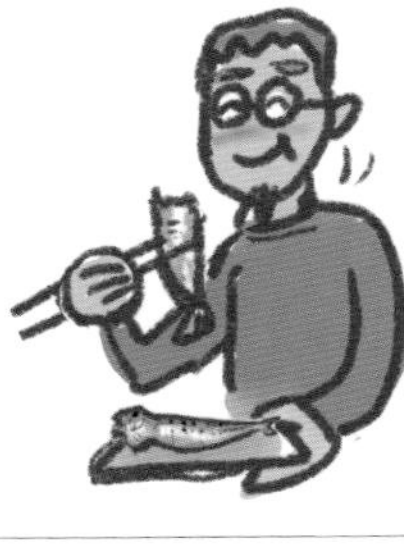

すべて食べられる
魚介類をいただきます

豆きのこ〜タンパク質や食物繊維を多く含み、食を豊かにする〜

秋山先生は豆について次のように話されています。

「豆は、玄米などの穀物の種と同様に、条件が整えば発芽します。生きているのです。生命をはぐくむための栄養をその中に持っています。

多くの民族が、穀物と同様に、古くから豆類を食べてきました。その代表として、日本人も古くから大豆を食べてきました。味噌や醤油、納豆や豆腐、おからやゆばや豆乳など、日本人は大豆を工夫して食べてきたのです」

また、きのこについては、「長生きのもと『菌類（きのこ）』は、シンプルに食すこと」、「猿も大好物の菌類は良質の栄養源」だと、おっしゃっていました。

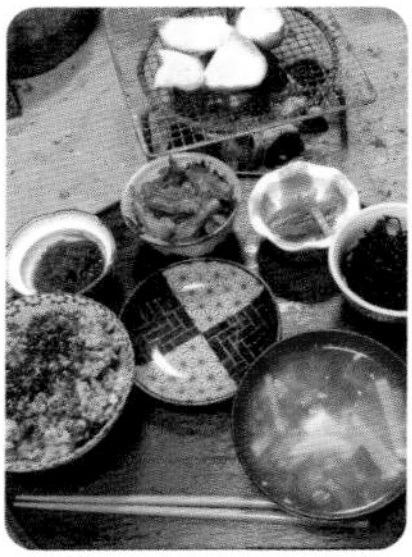

囲炉裏で椎茸を
焼いていただきます

先生がお話しされた印象に残るエピソードをご紹介します。

「40年以上も前の話ですが、長野県の下《しも》伊《い》那《な》郡にある、山間の小さな集落を訪れる機会がありました。山の中の車幅ギリギリの道を進んだ先に、まさに秘境と呼べるような集落がありました。

そこでの暮らしは、田畑が少なく、林業と椎茸栽培が主な収入源という細々としたものでしたが、『主食の半分が椎茸』という食生活にも驚きでした。

それも、主に炭火で焼くだけという調理法です。椎茸のカサの裏側に塩をなすりつけ、その面を上にして火であぶり、裏返してさっと火を通したら、うっすらと水分が残った〝半生状態〟でいただくのです。とても美味しかったので、私は今でも、この『究極の焼き方』で椎茸を食べています。

『主食の半分が椎茸』という粗食ですが、この小さな村のみなさんはとても健康で、長寿を誇っていました。

またその時、そこで野生の猿に荒らされた椎茸を見ました。彼らは椎茸の軸の部分だけ器用に食べ、残りのカサの部分は捨ててしまっていたのです。

きのこ

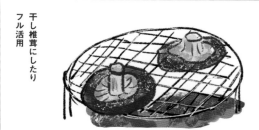

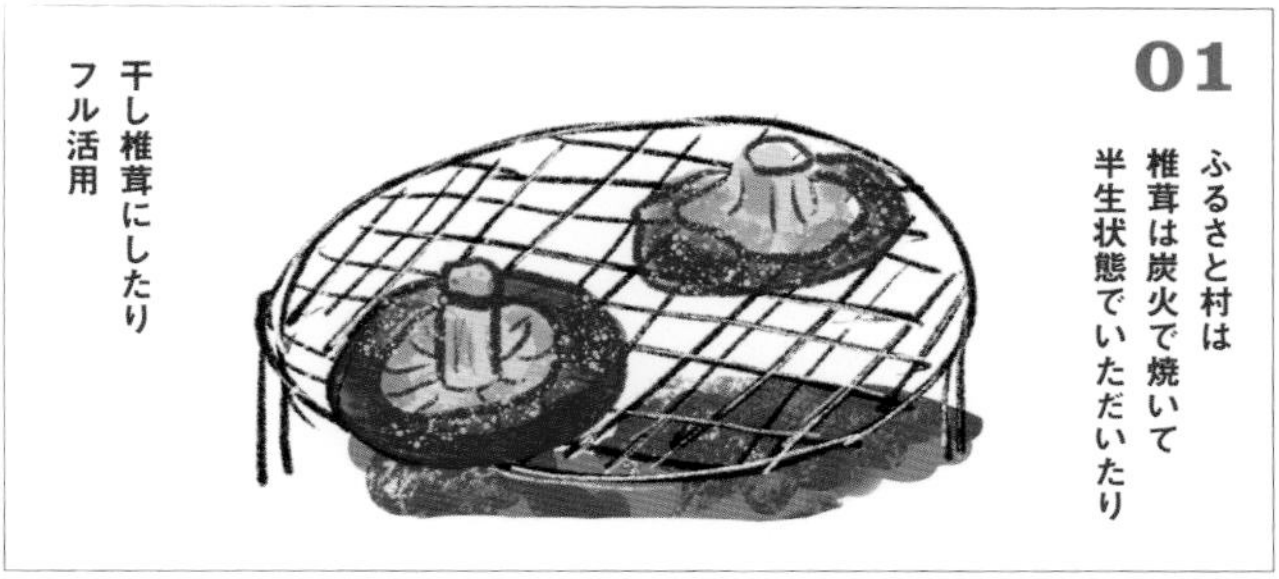
01
ふるさと村は
椎茸は炭火で焼いて
半生状態でいただいたり
干し椎茸にしたり
フル活用

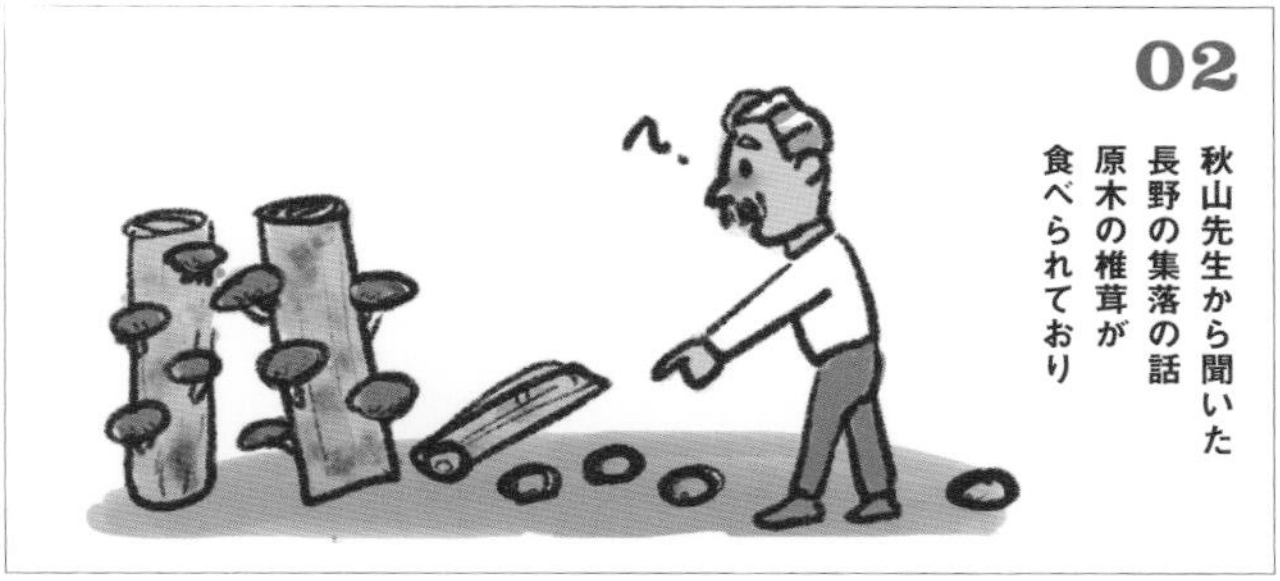
02
秋山先生から聞いた
長野の集落の話
原木の椎茸が
食べられており

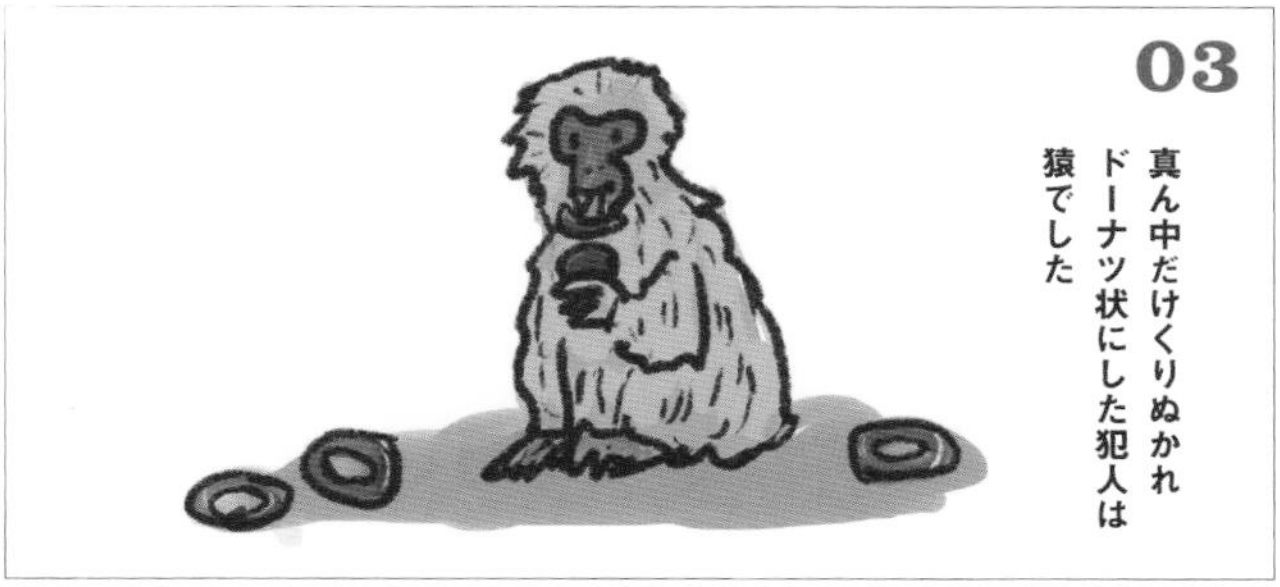
03
真ん中だけくりぬかれ
ドーナツ状にした犯人は
猿でした

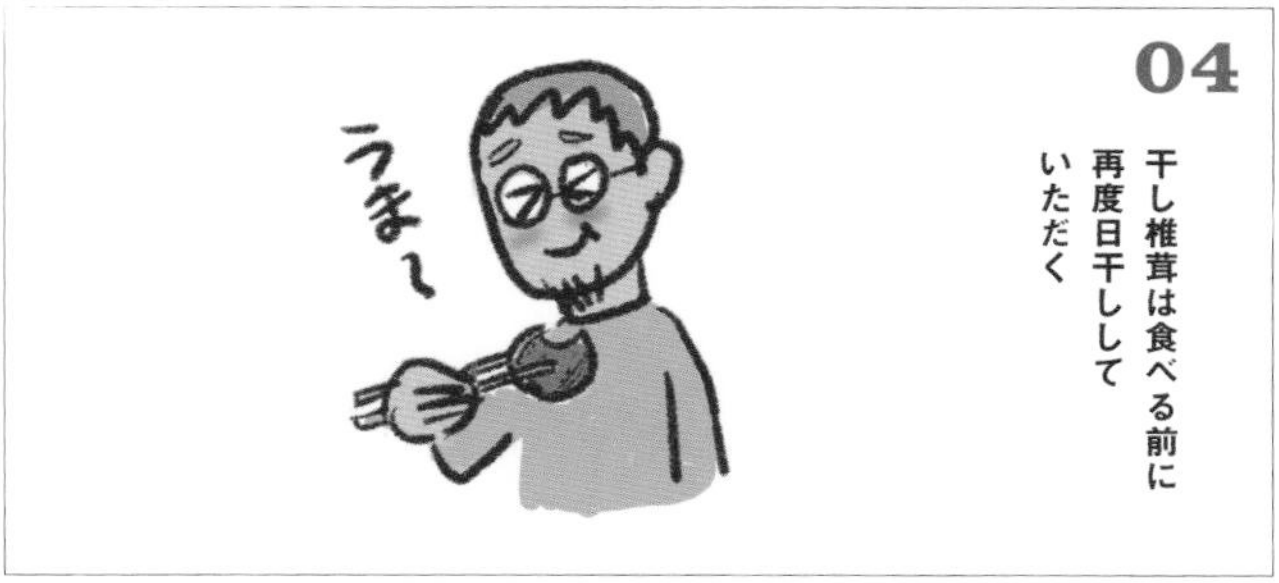
04
干し椎茸は食べる前に
再度日干しして
いただく
うま～

菌類は共通して食物繊維が豊富で、植物性の良好なタンパク質が多く、便秘症などにはすぐれた整腸剤にもなります。また、ガンの抑制物質が含まれているといわれています。

私は『椎茸の軸』のほうにも、それがたくさん含まれているのではないかと考えています。野生の猿の『勘』は、私たち人間の比ではありませんからね」

ふるさと村で採れた椎茸も、囲炉裏の炭火であぶって秋山先生に振る舞われたことがありましたが、その美味しさは今も忘れられません。

第六章

食禅一味

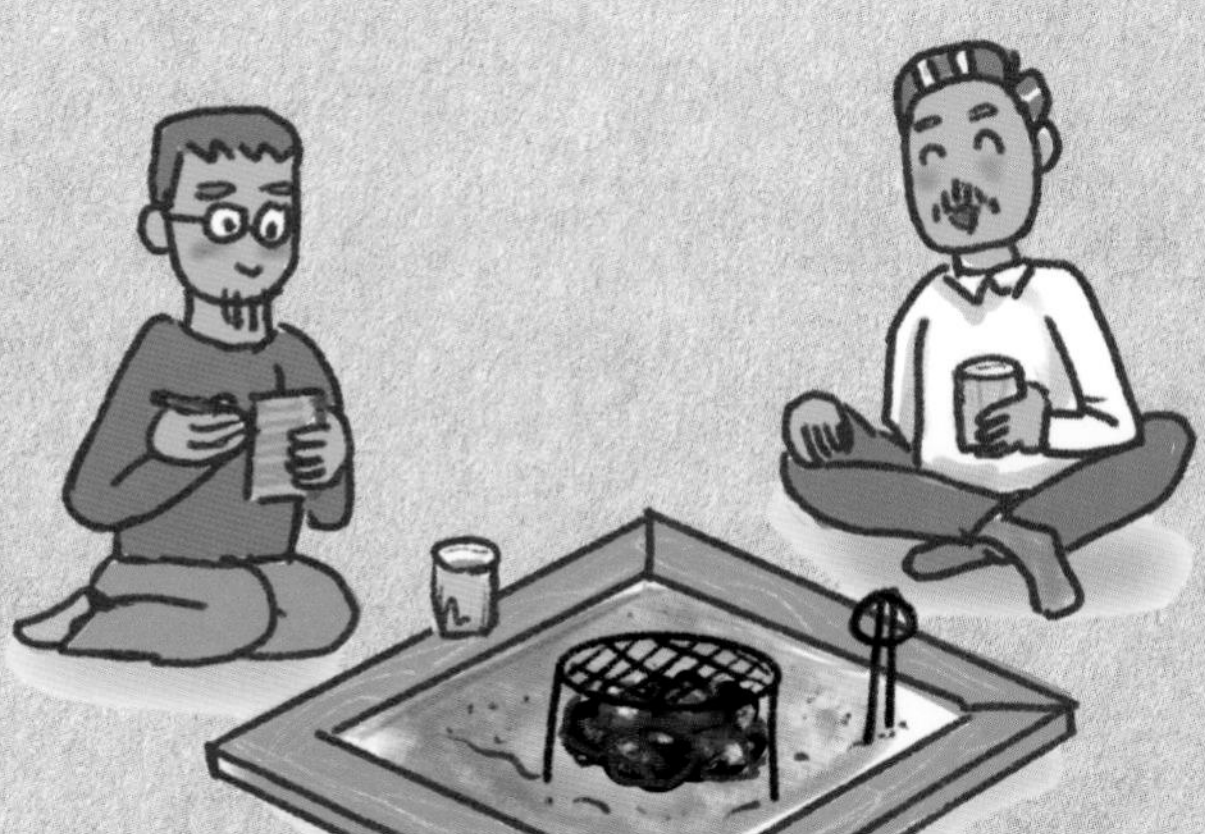

時々は好きなものを食べる 〜自分を喜ばせるための「食」を忘れない〜

秋山先生の食養は、玄米菜食が中心で少食。

「よく嚙まないと」と、たびたび指摘されました。

でもストイックではありません。ふだんきちんとした食生活を送っていれば、少々羽目をはずしてもいいとしています。

秋山先生が提示されている『食養』『健康』と背反《はいはん》するように思えるかもしれませんが、この2つが両立するのが、秋山食養なのです。


「長く生きたとしても100年。それは、何百億光年と考えられる宇宙の大きさや約46億年の地球の営みの『自然』に比べれば瞬きのようなもの。

100年で長く、50年で短いなどと思う、人の命なんて天体の営みに比べればどちらも瞬きの間の出来事で、同じようなもの。
そして、ヒトに与えられた人生の月日は瞬く間に過ぎ去ってしまいます。
幸いにも、この天地に生まれ出てきたからには、人生の楽しみも知るべき。
寿命の評価は長さではなく、どう生きたかにある」

この考えがつねに先生の食養の根底にあるのです。

食禅一味
～喰うことの楽しき間のみ命在り～

先生の部屋を掃除していて、1メートルほどある手作りの大きなしゃもじを見つけました。そこには、先生の筆書きの文字が書かれていました。

表側には「食養道～食物即血液也　血液即体組織也～」という文字が。そして、裏側には「食禅一味～喰うことの楽しき間のみ命在り～」とあり、その下には「叶天地乾坤大自然之摂理」とありました。

この「食養道」という言葉からは、他の言葉とは違う、秋山先生の特別な熱意が伝わってきます。秋山先生は、『楽我記《らくがき》』（秋山先生が現役の頃、28年間にわたって発行した会報誌）で「食養道」を語っていました。

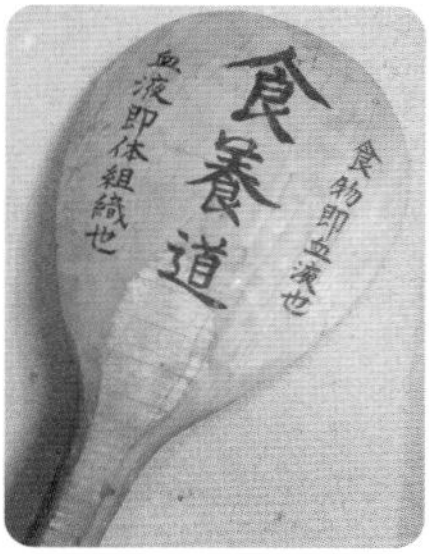

囲炉裏の部屋に飾った
大しゃもじ

「古来、食養道に徹した者の命の引き際は見事なものなのです。老《ふ》けや長の寝つきの心配はありません。それには平素から確たる宇宙感・死生感を持って、安心立命を土台に正食と労働（運動）を実践すれば良いのです。私の主唱してきた食養道の奥義は『生は死の始めであり、死によって生は完結する』に総《す》べて包含されています」（『楽我記』28号より）

「正しい食事（正食）と清廉な生活（平穏）が私の信奉する『食養道』の目標です。さすれば、一切の病魔と無縁な生涯を過ごすことができます。（中略）

　食養道の理念は、唯心的、総合的な小宇宙と考えます。自然に包含され、環境に順応した生き方を是としますから、宇宙感や死生感も早くから確立されるようになり、また食と生命を究めようと志す士は、文明の突出や技術の進歩に冷静になっていきますから、文明懐疑、自然回帰の旗手として新時代の指導者たりえましょう」

（『楽我記』41号より）

「種毎の生命体が備えている生命の力は、本来自然界から与えられた絶大な意思力であるにもかかわらず、人の築いた文明には往々にして自然界の摂理・法則に背反する誤りが混在する。食養道の役割はその誤りに気付いて正常な自然の生き方に軌道修正することである。それが現代文明の歪みを避けて、与えられた寿命を精一杯健常に生きる唯一の方途なのである」

（『楽我記』99号より）

また、秋山先生は『楽我記』で何度か、ふるさと村のことを「食養道場」と呼んでいます。秋山先生にとっては、食養は「食養道」であり、ふるさと村での食と生活は食養道を実践修養し、向き合い極める日々であり、ふるさと村は道場でもあったのだと思います。

そして、しゃもじに書かれた「食養道」の裏側には、「食禅一味～喰うことの楽しき間のみ命在り～」とあり、その下には「叶天地乾坤大自然之摂理」と書かれています。

「食禅一味」は、おそらく仏教や禅、茶道にも通じていた先生が考えた、「茶禅一味」という茶道の言葉からの造語だと思われます。

「茶禅一味」を辞書で引くと、「茶道において求める境地は、禅が求めるものと同じである」とのことです。ボクには禅の求める境地を言及できるほど深い知識はないのですが、先生は次のようにも書かれています。

「禅宗の僧侶は噛むことも修養の一部とされているそうですが、私ども食養道では玄米を１００回噛むところから入門が許され、食事修養が始まるのです」（『楽我記』40号より）

先生にとって「茶禅一味」の茶道同様、食養道が求める修養や境地と、禅が求める修養や境地とを重ね合わせる部分があったのではないかと思います。

さらに、この「食禅一味」に続き「〜喰うことの楽しき間のみ命在り〜」という言葉が続きます。この言葉を読むと、秋山先生が特に夕食時に、客人と酒を酌み交わし、食事を共にしながら、時間を忘れ夜中まで歓談する姿が浮かびます。

残念なことにボクはお酒が飲めず、先生のお相手ができなかったのですが、先生がとても楽しそうに、酒を飲み食べながら歓談される様子はとても好きでした。

『楽我記』では、『菜根譚』を次のように引用されています。

「長命、長寿、長生きとはいってもたかだか百年の謂《い》いでしょう。もしも現代にあわせて60歳前が若死にで、80歳超を長生きと考えるのなら、その振幅はたった20年ということです。何とみみっちい話ではありませんか。

天体の運行とか広大無辺の宇宙など、気の遠くなるほど大きな存在の自然界の営為に比べヒトの一生などほんの瞬きの間にも当たりません。秒速30万キロの光が地球に届くのに何十億年も要する超マクロな規模と比べたら、60年で短いの百年なら長いのなんぞと考えるのは、目糞が鼻くそを笑うに等しく、偉そうにしてる人間の愚かさ加減がよく解って、笑可《おか》しくなり可愛くも思えてきます。

『天地に万古あるも、此の身は再び得られず。人生、只百年、此の日最も過ぎ易し。幸いに其の間に生まるる者は、有生の楽しみを知らざるべからず。また虚生の憂いを壊かさるべからず』

右記の太字は中国の古書『菜根譚』の一節です。現代語に直しますと、『天地は無始無終で永遠に存在するが、人間である此の身は一生を終われば二度の生は得られない。人生はたったの百年だが、その月日の早いこと瞬く間に過ぎ去ってしまう。幸いにこの天地に生まれ出てきたからには、人生の楽しみを知らないといけないし、一方再び生まれてこない人の世を空しく終わってしまう怖れも持たないといけない』となりましょう」

(『楽我記』51号より)

また、『楽我記』99号では次のように述べられています。

「千利休がもっとも大切にした高弟、山上宗二《やまのうえのそうじ》が遺した『山上宗二記』がある。師の利休から教えられたこと。自分の所見も加えた茶会の心得や記録などを書いたものだが、その中に『一期一度の参会……』と出てくる。生涯にただ一度まみえることであり、一生に一度限りと思う最高の接遇を心掛けるが大事と説いている。私はこれを読んだときに、胸につかえていた重りがストンと落ちて身軽になったような、あるいはまた、諦めていた捜し物に出会えたような気分になった。生の儚《はかな》さと死の無常の落差が埋まらないで苦しんでいる時代でもあったから。

一期一会の心を知ったことは、つまり生きている時間に悔いを残さないで済む手立てだと知り、その一期一会の心構えが日常身に付くと、いつなんどき死と出会おうが従容として迎えられる境地になり得たように思う」

（『楽我記』99号より）

先生のこころには、いつも「人生の楽しみ」と「一期一会」の2つがあったのだと思います。そして、人生とともに、食べられることも有限であるからこそ、日常の食は「食養道」として修養に取り組み、客人には二度と来ないその瞬間を全力でもてなし楽しむ。客人と囲炉裏を囲み、先生がこのしゃもじに料理をのせて、客人に出されていたそうです。ボクはその光景を見ていないのですが、きっと先生は「食禅一味〜喰うことの楽しき間のみ命在り〜」の面の上に料理をのせて出されていたのだと思います。

秋山先生にとって、この2つ、「食養道〜食物即血液也　血液即体組織也〜」と「食禅一味〜喰うことの楽しき間のみ命在り〜」は表裏一体であり、「叶天地乾坤大自然之摂理」（人生における大自然の摂理）だったのです。

できるだけ手を加えず、シンプルに質素に食べる

秋山先生の料理の美味しさにまつわる話です。

モチモチの玄米ご飯にゴマ塩と梅干し、味噌汁と季節の野菜のぬか漬けや漬け物、焼き魚に大根おろし、青菜のおひたしや酢の物、きんぴらごぼうとひじきの煮物と切り干しの煮物、春一番のフキノトウを浮かべた味噌汁、春の野草の天ぷらやキャラブキ、初夏の刻みミョウガ……先生の料理の数々です。今でもその美味しさを思い出します。

秋山先生の料理は、右記に挙げたように特別変わった料理ではなく、まして砂糖を使わず、塩や油の使用量も少ないのに、これまで食べてきたいろいろな料理の美味しさとは、何かがまったく違っていました。

そして、先生の料理をいただけばいただくほど、『美味しい』という言葉が頭から離れなくなりました。美味しさの理由を先生に尋ねても「料理は美味しく食べてほしいとい

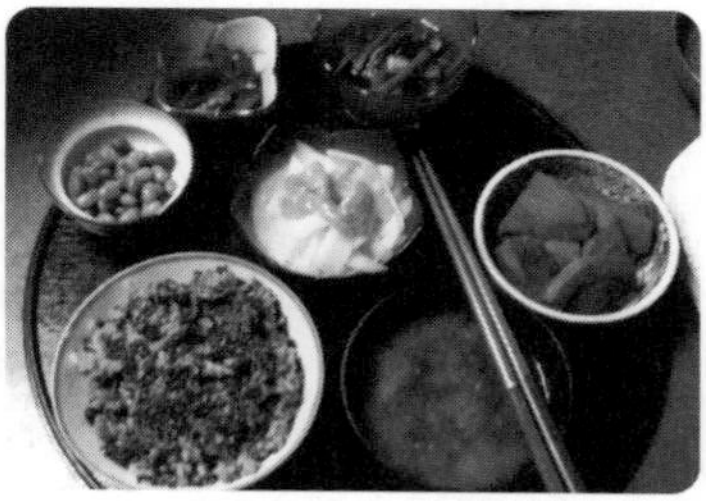

ふるさと村では
囲炉裏を囲んで
食事をいただきます

う気持ちがあれば、工夫するので美味しくなる」「レシピはない」「作り方は忘れた」との答えで、まるで禅問答。毎回その繰り返しだったので、自分で作って、考えなさいということだ、と悟りました。

我流で料理を始め、いろいろな料理を作り、野菜ごとの特徴、料理の技法やそれらの歴史も調べ、試行錯誤を繰り返し5年以上の月日が流れました。料理の経験を重ね、自分なりの結論をもって、先生のもとを訪れました。

「先生の料理が美味しいのは、美味しく食べてほしいという気持ちに加えて、食材のことをよく理解し、丁寧に下ごしらえをして素材の味を十分に引き出し、ちゃんとだしをとって、素材を生かした味付けをするからだと思うのですが？」と尋ねてみましたが、先生はまったくわかっていないなという表情で、「できるだけ手を加えず、シンプルに質素に食べること」と一言。これが先生との最後の問答になりました。

歴史的に見ても、鎌倉～室町時代に、味噌と醤油とだしが登場するまでは、調味料は、ほぼ塩と酢（米酢・梅酢・果実酢等）などが中心で、加熱方法もシンプルに、焼く、茹でる（煮る）、蒸すが中心です。

そして、日本人は、長い間『肉、油、砂糖』という、現代の美味しさの三大要素をほぼ使うことなく、美味しく食べる『知恵と工夫』を磨き、調味料に頼らず美味しさを味わうことができる『味覚（舌）』を持っていました。

何世代にもわたってその美味しさを味わって、健康を保ち、生き残ってきたのです。日本人のＤＮＡにはその美味しさが刻まれているはずです。

先生の『できるだけ手を加えず、シンプルに質素に食べる』料理の美味しさは、日本人がずっと食べてきた料理の美味しさであり、日本人のＤＮＡが美味しいと感じる味だったと気づきました。

ボクが先生に尋ねた「食材のことをよく理解し、丁寧に下ごしらえをして素材の味を十分に引き出し、ちゃんとだしをとり、素材を生かした味付けをする」はある意味では、間違っていなかったと思うのですが、料理にしても味付けにしても、ボクは何か手を加えることばかり考えていました。料理に向き合う意識や考え方の根本のところを先生は指摘されたのだと思います。

先生の料理は、手を加えることを考える『足し算の料理』ではなく、できるだけ手を加えないことを考える『引き算の料理』なのだと今は思うのです。

第七章

よく生きて よく死ぬために

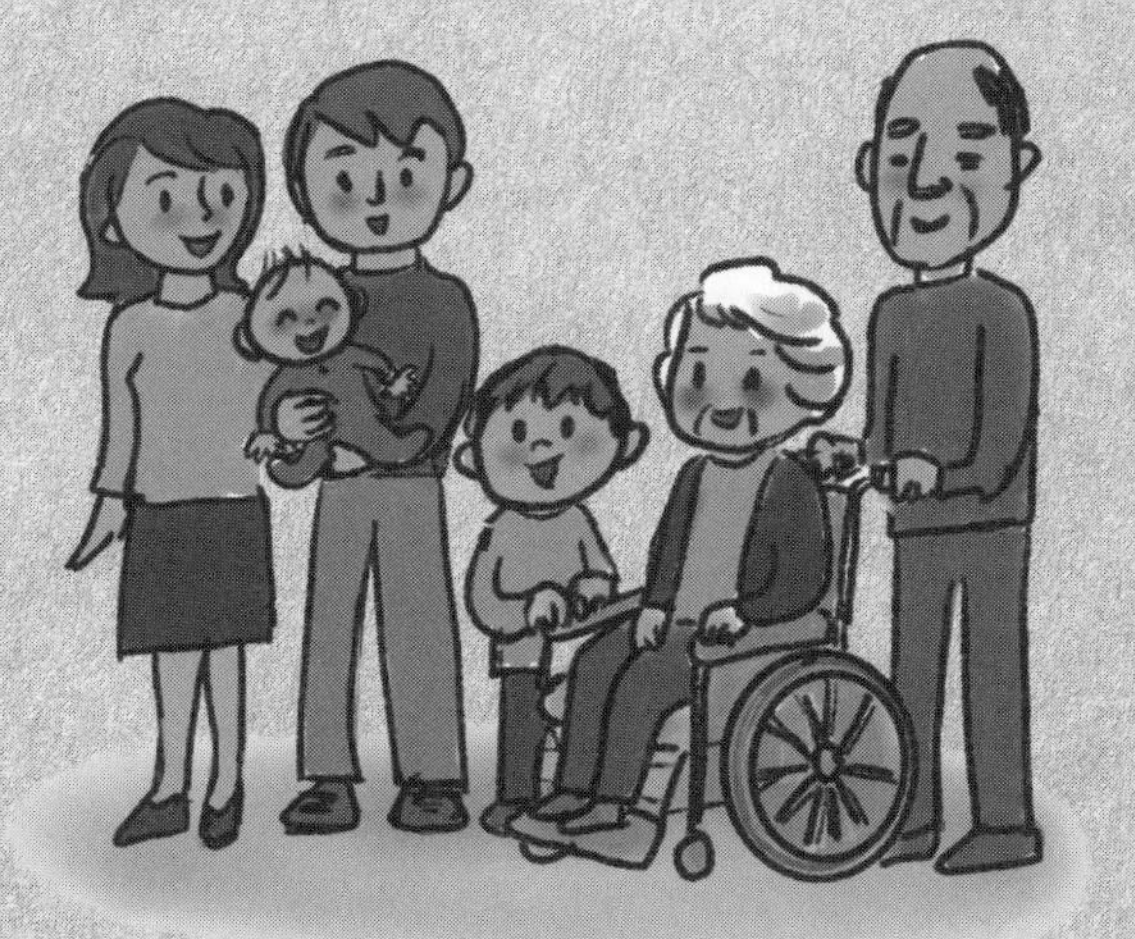

親が子をダメにする

ここで少し、秋山先生の生き様についてお話しさせていただきます。

秋山先生は、ふるさと村を始める前に伸英学園という塾を運営されていました。日本が高度経済成長を成し遂げ、その弊害として、公害や都市の過密化、家庭崩壊や校内暴力、そして受験戦争など多くの社会問題が発生していた1975年に、伸英学園は開校しています。

当時、雑誌の仕事で進学塾を取材して、拝金主義の塾経営や学校教育の荒廃に憤り、親は子どもの手本であり、教育を親に取り戻す家庭教育を基本に、人間教育と学習を行う塾を作り、15年にわたり運営し多くの生徒を送り出しました。親の考え方が変わり、

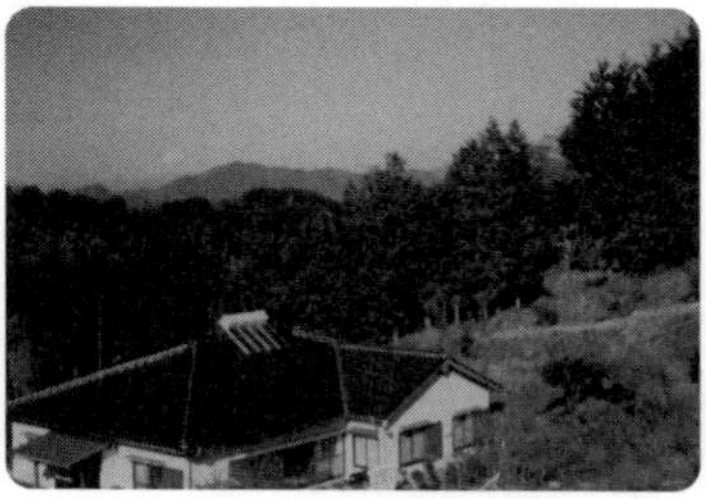

40年以上前、できたばかりの頃のふるさと村の母屋の写真を見つけました

子どもの生活習慣が変わり、学ぶ必要性や目的を子ども自身が理解することで、自ずと成績が上がっていく塾です。これだけでも、本が1冊書けるほど素晴らしい活動だと思います。

1989年、文化外語アカデミーから秋山先生の著書『親が子をダメにする』が出版され、2020年には市民新報社より再販されました。

しかしこの後、秋山先生は、54歳から塾運営と並行して、休日に埼玉から伊豆に88回通い、1990年の59歳の時に、伸英学園を閉校してふるさと村に移住しました。すごいことです。秋山先生のエネルギーの大きさを痛感します。

そこから、現代の添加物や薬品にまみれた食の異常さを伝え、自ら安全な有機農法で作った作物と加工品等の食品を会員様に提供し、食養の活動を始めたのです。

ボクがふるさと村に出会ったのは、2010年です。法政大学の食養懇話会に参加し、1年間、田植えや味噌づくりに東京から参加し、2011年4月からふるさと村にお世話になりました。秋山先生の傍らで、先生の食事をいただき、お話を聞き、お客様に対応する先生の姿を見ることができました。病気に苦しむ方々に、真摯に向き合い、時には厳しく、時には優しくフォローしながら、食の大切さを説き、こころを込めて食事を作る姿に感銘を受けました。

その秋山先生の姿を見て、それまでのボクは、自分本位でワガママに生きてきたこと、人に真摯に向き合い、人のために力を尽くしていないことを痛感したのです。

さらに、食べたものが血液をつくり、血液がからだと健康をつくることに対する確信と、いのちを預かるという強い覚悟がないと簡単に真似などできないし、その確信と覚悟がないとふるさと村をやってはいけないのだ……すごいことを秋山先生はされているのだ、と強く感じました。

『養生訓』の著者である貝原益軒《かいばらえきけん》は、27歳で福岡藩の藩医として仕えて、朱子学の講義や朝鮮通信使への対応をし、佐賀藩との境界問題の解決など重責を担ったそうです。役を退いた70歳から著述に専念し、『大和本草』『和俗童子訓』『養生訓』等、14年間で60部270余巻の著作を残しています。

日本のほぼ正確な地図を作った伊能忠敬《いのうただたか》は、伊能家の家業の立て直しに尽力した後、50歳で家業を譲り、単身江戸に出て31歳の師匠について、暦学や天文を学び始めます。その後、正確な暦の完成のため、正しく土地を測量（緯度と経度の計測）する必要性を感じ、さらに、測量術を学び、自ら測量を始めました。56歳から17年間で赤道一周分にあたる約４万キロを歩き、日本のほぼ正確な地図を作り上げたのです。１８１８年（文化15年）に73歳で忠敬は死去しましたが、１８２１年（文政４年）に弟子の高橋《たかはし》景保《かげやす》が『大日本沿海輿地全図』を完成させました。

秋山先生の生き様を、ほんの短い間ではありますが、間近で見たボクにとって、人生の後半にも大きなことを成し遂げた、偉人たちの生き様に劣らないほど強いインパクトを、与えていただいた気がします。

長い生命も一瞬の継続
〜一期一会に悔いのない人生〜

食養を熱く語る一方で、ボクシングや野球を見ながら子どものように熱くなったかと思えば、その合間に野に咲く花を愛でていた秋山先生は、お客様や病気療養の方に全身全霊で向き合い、よく、このようにおっしゃっていました。

「私からいえば、生は偶然、死は必然ですから若い時分から死への心構えや心の準備は整えてきたように思っています。

長く生きることにもこだわりがなく、若い時分から〝一日を精一杯〟を念頭にやってきました。もっと正直に言いますと、私の中に一日なんて物差しはありませんで、一瞬をおろそかにできない性分なものですから、つまり人間ばかりか一切の事象に一期一会で臨むように心がけてきました。

周りに迷惑をかけないで終焉を迎えられることをひたすら願い、死んだ後葬式をしないことも願ってきました。

雨か雪か炎暑かを選べない葬儀に、他人様《ひとさま》に集まってもらうご迷惑はいかにしても避けたいのです。

すべては儚い世を生きる儚いわが命に、貴重な一瞬を与えようとする呪術でもあるかのように一期一会のこころが私をつき動かすのです」

三つの戒め「転ぶな、風邪ひくな、食いすぎるな」

これは、秋山先生が、還暦を迎えた知人や友人に「三宝」として送ってきたことばです。

『転ぶな』は、若いからだと違い、高齢のちょっとしたつまずきや転倒が予想外の重傷（骨折）を招きます。事後の治癒までに予想外の日時がかかるのですが、ベッドに固定されている間に、筋肉系が一気に弱ります。また予想外に内臓諸器官が衰えて死亡の遠因になってしまうのです。

二つ目の『風邪ひくな』も、若い時代の経験を当てにして、風邪を軽視しますと、予想外にこじらせ一夜にして生命を奪われる急性肺炎という難敵が襲いかかります。

『風邪は万病の元』と言われるように、虚弱、頑健を問わず生活上過労、不摂生、睡眠不足、暴飲暴食、ストレスなどによって生理機能に無理がかかったときに、黄色信号を点灯して原因の除去を促そうとする自己防衛機構が風邪と思えばいいのです。

薬を飲んで無理を続けることは極めて危険です。解熱消炎、鎮痛、せき止めのような局所向け対症療法の薬剤はあっても風邪を治す薬はないのが本当です。

三つ目の『食いすぎるな』が最も軽視されがちな難物です。肥満。体脂肪の蓄積。消化器の疲弊と炎症。肝臓、腎臓、心臓等臓器の機能障害。つまり、老齢の多食は病気の発生に多岐多様な貢献をしてしまうのです」

フレッチャーイズム
「死にたくなくばよく噛め」

先生から何度かうかがった話で、100年以上も昔の話だそうですが、とても大切な話なので紹介させてください。

「アメリカの時計商として成功し資産をなしたホーレス・フレッチャー氏は好きなだけ飲食を重ね、40歳になったとき167cm100kg前後あったそうです。

常に疲労感や倦怠感や脱力感にさいなまれ、消化器も悪い上にしょっちゅう風邪もひいていました。『肥満は短命』という理由で生命保険の加入を断られて一念発起、あらゆる治療を試みたそうです。いろいろ試したがなかなかうまくいかず、困り果ててテキサス州の食養家を訪ねました。そこで『死にたくなくばよく噛め』と教えられ、徹底して噛むことを励行したそうです。1日2食で少食と粗食、水は渇いたときだけ口に含んで体温と同じになったら飲み下すようにして、徹底的に嚙むことを始め、五カ月後には、体重を71kgにまで減らすことに成功したのです。頭はすっきり体調良好、以前好きだった肉類、甘味、コーヒー、香辛料などは欲しくなくなり、野菜と穀物が中心の食事に変わっていったのです。

しかも一年後は食量は以前の3分の1、糞便は10分の1、悪臭は全くなくなったそうです。その結果、生命保険とは契約ができ、フレッチャー氏が54歳のとき1903年（明治36年）にイェール大学の生理学教授・チッデンデン教授がこれを取り上げて多くの化学的実証を世に出したのです。

1913年（大正2年）に、この経緯を『Fletcherism, how I became young at Sixty』としてアメリカで発刊。当時、フレッチャーイズムとして世界に広まり注目を浴び、日本でも1923年（大正12年）に本が出版され、紹介されました」

フレッチャーイズムは、現在ほぼ忘れられていますが、何よりも嚙むことは、自分の意思でできることです。そして、本物は100年経っても語られ残るものだよ、と秋山先生は言われました。

「死」は本来穏やかなもの

秋山先生が子どもの頃、ご近所でどなたかが危篤状態になると、「○○村の△△さんが、亡くなりそうだから……」と声がかかって、大人も子どもも、その家に集まりました。

そうして、家族や親しい人に見守られながら迎える、静かな臨終。その多くは、決して苦しみの末の最期ではありませんでした。みな、〝自然死〟でした。

「死は怖いものでも、痛いものでもない」——秋山先生は子どもごころにも、そう感じたそうです。

「野生の動物たちは、〝種〟に与えられた寿命を精一杯生き、生命の終わりを悟ると、死に場所を求めて、人目につかない場所で、〝最期のとき〟を迎えます。

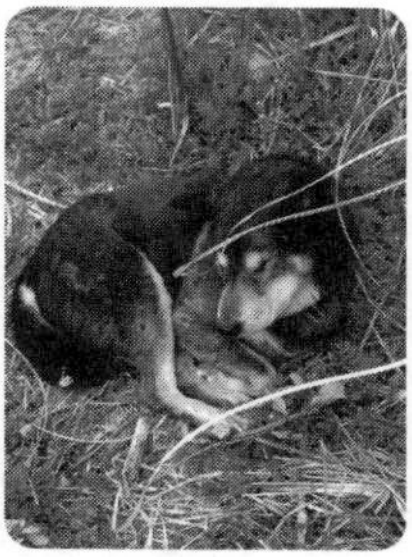

母屋近くの畑で
昼寝中の、
ありし日のチャンコ

交通事故などの不慮のアクシデントで死んでしまうケースを除き、不思議なことに、野生動物の死骸は、森の中でも誰も見ることはなかった」と、秋山先生は話されました。

いつしかおじいさん犬になっていた、ふるさと村の〝チャンコ〟も、ある朝、突然行方不明になりました。あたり一帯捜し回り呼びかけても、チャンコの気配すらなく、夜になってもチャンコは帰ってきませんでした。翌朝からは、付近の山間まで、ご近所さんにも訪ねてまわりながら何日か捜し続けましたが、ついに、チャンコの姿を見ることはありませんでした。

チャンコがふるさと村から忽然《こつぜん》と姿を消したのは、自らの死を悟ってのことだったのでしょう。飼われていたとはいえ、最期まで野生を失うことはなかったのです。

また、よく先生は、ご自分のお祖母さまの話をされました。「亡くなる前も普段と変わらず、家族を笑わせて床に入り、翌朝起床が遅いので呼びに行くと、昨晩就寝したままの姿で見事な終生を迎えていた」。

現代は死が生活から切り離されています。昔は、死が身近なものでした。

ボケ、寝たきり、花粉症ゼロの秘訣は『よく働き、粗食かつ少食』

ふるさと村に移住してきた頃、ふるさと村の近くの集落では、先生が子どもだった頃の生活が残っていたそうです。

「早朝から夕刻まで、畑や山の作業をこなし、買い物に行くことなく、田んぼや畑で、自分で作った米や野菜、漬け物や保存食を食べる生活です。

食生活は、質朴な手づくりの素材で、栄養・カロリーともに低いこと、つまり粗食なのです。ちなみに、米とか野菜だけではなく、山菜やタケノコや椎茸、枇杷《びわ》や柿、柑橘類は、ほとんどの家が自給です。

肉はほとんど食べません。かわりに近海の小魚介類・海藻類はよく摂ります。

従って、肥満体を見ることはなく、皆さん痩身で精悍《せいかん》です。

もちろん、緑濃い環境に在って清浄な空気と汚染されない水に恵まれていることは、人為を超えた恩恵だとしてもです。

ボケ、寝たきり、花粉症はゼロ。

そして、世を去る寸前まで家族や隣人と平常通りの暮らしぶりを続ける中で、枯れ葉が自然に舞い落ちるようにそっと消えてゆくのです」

先生の子どもの頃、そして、ふるさと村近くの集落の共通項は、『よく働き、粗食かつ少食』です。

『楽我記《らくがき》』に全てを書いたから、よく読み直すように

現在、ふるさと村から毎月初旬に会員の方々に発送している『伊豆ふるさと村通信』があります。

前身に、秋山先生がふるさと村を開村した1987年から2015年までの28年間、先生が中心となって、ふるさと村の会報として書き綴った『楽我記』はB4を2枚2つ折りにしたもので、これと同じ形態のものです。

『楽我記』というタイトルは、「つぶやき」を「落書き」に、もじってのものですが、〝楽我記〟、すなわち「我が楽しんで記す」とのことです。

秋山先生曰く、「原稿料や広告と無縁で編集者や企業の意向もなく、偏見、独断一切省みず、真実と本物を求め、本当のことを書くということを念頭に置いて」先生が書いて

きたものです。

『楽我記』は28年間で全157号まで刊行されました。

先生が亡くなる少し前に、ボクに「『楽我記』に全てを書いたから、よく読み直すように」とおっしゃいました。

先生が亡くなって以降、何度も読み返しています。そして、何度読み返しても、毎回発見があります。

『楽我記』より1

夢中で走り過ぎてきた束の間の時間に思えます

1980年代後半、当時の秋山先生は、伸英学園を続けながら、掛け持ちで作業をされていました。

ふるさと村の施設が完成し、伸英学園の生徒さんたちの合宿場所としての活用と並行して、田んぼでのお米づくりと、安全な自然食品づくり、自給自足を目指し、動き始めて、幅広く多くの方の宿泊を受け入れていた頃のことです。

先生が、今のボクの数年前の年齢と同じ、56歳の話です。心身の健康、大きな情熱とエネルギー、そして行動力がないと簡単にはできないことだと思います。

「夢中で走り過ぎてきた束の間の時間に思えます」と、後に、秋山先生が当時を振り返って語られた言葉です。

「ふるさと村開村一周年が過ぎました。

伐採・開墾・整地・作付け等の手作業を遅々としてですが、着実に進めてきました。

この間、基本として掲げた目標は次の諸点で、頭初計画した第一期（昭和61年～63年）の少なくとも三分の一を確実に超えるだけの進捗をみることができました。

一、米以外は自給自足または依託栽培による無添加食品を供する。
二、俗塵を遮断し、訪問者の心身が完全にリフレッシュできる施設及び環境を維持する。
三、栽培品・加工品、特産品等健康増進に役立つ自然医食品を開発して頒布する。

・初年度、延千五百名が宿泊され、何《いず》れも自然、環境、食事、ふるさとを偲《しの》ぶ団らん、くつろぎ等の点で他で得られない体験を充足した満足感で過ごされたと確信しています」

（『楽我記　第1号』より）

『楽我記』より２

筋肉を使って無心な勤労に励むことが新陳代謝を活発にし、細胞・組織の蘇生、再生には最大唯一の要

『楽我記』の第49号には、『医学、薬学が進歩しても、病気、病人が増えるのはなぜ？』と題され、次のような記述があります。

「ふるさと村・食養学会の一年を括《くく》りますと、健康相談、体調不良の多くの方が来られました。最近は電話でのご質問にもかなり突っ込んだお話ができ、お役に立っているらしいことが、後日のお便りからうかがうことができて喜んでいます。

糖尿病、高血圧、ガン、肝臓疾患、腎臓疾患、アトピー性疾患、自律神経失調の順位でした。

一般に不眠症、抑鬱、冷え性、筋肉痛、倦怠、頭痛、食欲不振などの大部分は自律神経の不調に起因する場合が多いのでそちらに入れています。

病理、病因はわかりやすいように二つに分けられると思います。一つは飲食、睡眠、労働などの自身による健康管理の不摂生からと、もう一つは職場、家庭、社会での人間関係、経済、将来、老後など苛酷な精神負担（ストレス）が原因の心因性によるものです。

しかし、本来は分けられるようなものでなく、ストレスから睡眠不足になったり、飲食つまりカルシウムが不足して精神が不安定になったり、こころとからだは一つのもので、私は食養の要点を食べものと生活環境を総合したものと平生から申し上げている次第です」

（『楽我記　第49号』より）

そして、『楽我記』の69号でも健康について語られています。

「一つ言えることは、健康の保持・増進を確実にするためには、頭を使うより筋肉を使って無心な勤労に励むことが新陳代謝を活発にし、細胞・組織の蘇生、再生には最大唯一の要件だと思えることです。伊豆での約二十年、身をもって体験した結果です」

（『楽我記　第69号』より）

ボクのからだは、秋山先生の食事をいただき、ふるさと村での自然の中で、農作業や小屋作りに汗を流す生活で変わりました。

先生がおっしゃるように、食養の要点は、食べものを正し、生活環境や悪い習慣を改め、そしてからだを動かして汗を流し、新陳代謝を上げることだと実感しています。

秋山先生には、正しいと思ったり成し遂げようと決めたら、すぐに行動したり、習慣を変えられる、強い意志と精神力があります。

しかし、ボクは先生ほどの強さがなく、食養を頭では正しいとわかっていても、ずっと都会にいたら、なかなか実行できなかったと思います。

山の中のふるさと村にいてさえ、食の習慣や生活習慣をすぐには変えられず、一歩進んで二歩下がったり、二歩進むと反動で三歩下がったりをしながら、新しい食の習慣や生活習慣を身につけるのに何年もかかりました。

長く習慣化した行動（とくに舌の覚えた味覚）を変えるのがどれほど難しいのかを痛感しました。

ボクにとって、食養と向き合ったこの10年以上もの年月は、食や日常生活の悪い習慣を手放し、新しい習慣を身につけることだったと言い換えることができます。

そして、食と日常生活の『悪い習慣をやめ、良い習慣を身につける』ことに、これからも向き合っていきます。

さて、『楽我記』の49号から引用は、このあとも続きます。

「かつて、何の雑誌か忘れていますが、もしも国民一億二千万人が食養に目覚め食事内容を改善したら医療費の30兆円は三分の一以下で抑えられるでしょう、と書いたら多くの反響をいただいたのですが、なかに冷やかしとも思える一書があって『なぜ三分の一で、ゼロにはならないのか』との趣旨でした。

私はいい質問なので本気で返事を差し上げました。

その中で『私は人間以外の動物にならって自分の生命を全うしようと決めています。万が一食養の実践で治らない時は運命・寿命と心得て従容と従うのみです。つまり私は医療費と無縁なのです。しかし、食養の徹底度が私並みになれない人が三分の一ぐらいはいると思うからです』と答えました。

この思いは頑なに、今も変わっていません」

（『楽我記第49号』より）

先生がこの文章を書かれたのは２００４年です。当時約32兆円だった国民医療費（当時の介護費は約6兆円を加えた、医療介護費は約38兆円）は、現在は介護費の約11兆円を含め、医療介護費は約55兆円（一般会計の半分）にまで膨らんでいます。

さらに、ガンや糖尿病の患者数はこの40年で約4倍になり、高血圧性疾患はこの40年で約2・4倍、高脂血症も約20年で約2倍で、まだまだ増加傾向にあります。（厚生労働省令和2年患者調査傷病分類編（傷病別年次推移表）より）

とくに、ガンは国民の2人に1人がなって、3人に1人が亡くなっています。1時間に40人がガンで亡くなっているのです。

一方、世界では、2000年をピークにガンの死亡率は下がっています。

団塊世代が70代をこえ、医療費だけではなく介護費がどんどん増えていくことはほぼ間違いありません。

さらに新たな感染症の流行が起こり、再び社会や経済が混乱する可能性もあります。

ワクチンや薬や医療だけに頼らず、食と生活習慣を正して、自己免疫力を高め、医療費を使わず、健康で感染症や他の病気にならず、介護費を使わず最後まで自力で生活をして、一人でも多くの人が人生を全うすることが、世の中や次世代の人たちにいちばん貢献することになります。

秋山先生の食養が、多くの人に必要とされる時代がきていると思わずにはいられません。

味噌と漬け物と梅干しがあれば

先生が亡くなられてから、『楽我記』を読み返すとともに、言葉や内容を精査し、読み落としがないように、『楽我記』の全文をパソコンに打ち込んでいました。

一つ一つ読み深めていく一方で、全体を見てみると、先生のお祖母さまに関する記述がとても多いことに気づきます。１５７号まである『楽我記』のうち３～４号に１回は記述があり、内容はほぼ食に関するものです。

その記述は、先生の食養に大きな影響を与え、原点となり、先生の食養をお伝えする上で欠かせない内容なので、さらに『楽我記』から記述を抜粋して、お伝えしたいと思います。

先生が幼い頃に一緒に食べていた、お祖母さまとの食生活の記述です。

「丸い卓袱台《ちゃぶだい》に常時並ぶのは梅干しの壺、ぬか漬け、野菜を材料にした一品、広口ビンから祖母が楽しそうに選ぶ山菜の保存食を最低三品を盛りつけた小判形の小皿、味噌汁。以上が常備食で、ほかには納豆、焼きのり、人参とゴボウのきんぴら、豆腐（湯か奴）、海藻（成田周辺の郷土料理）などから日替わりで一品載るのが祖母と私の食卓の常態でした。

つまり、梅干し、ぬか漬け、山菜（塩漬け）、味噌汁がレギュラーですから毎日が塩てんこ盛りの内容であったことがわかります。

カロリー、栄養からしてもこれ以上の粗食はないレベルです。その祖母の自慢は、『病気をしたことがないから体温や脈を測られたことがない』と言うものでした」

（『楽我記121号』より）

「私を味噌汁、漬け物党にしたのは祖母でした。母は刺身が一番、豚肉が二番、砂糖三番、日本酒四番と好みがはっきりしており、父は洋風でバター、チーズ、肉類。祖母は動物食は一切だめな完璧な菜食派で、終生卵も、鰹節のおだしも口にしませんでした。

私は祖母に大事にされ、『動物を食べたら血が汚れる』と聞かされ家族は四角の食卓、祖母と私は小さな丸い卓袱台で、味噌汁や副食（野菜・山菜・乾物類）も別でした。

九十二歳で亡くなるまで病で寝込んだことがない祖母と、五十二歳（脳溢血）で逝った母の生涯は私に食と命に関して多くの示唆を与えました。

同時に幼いころから祖母にしつけられた食習慣が、終生私の食性を決めました。

つまり、動物性の食材にはほとんど関心も興味も持ったことがなく、帰するところ味噌と漬け物があれば九十二歳までは健康で生きられると言う信念が理屈抜きで信仰に変わったのです」

（『楽我記92号』より）

「私が梅干しと出会ったのは小学校一年生になった年で、毎年祖母がする梅干し漬けを初めて手伝わされたことから始まります。

初めて梅干し作りを手伝ったときに、人が生きていくのに欠かせないものの順番として空気・水・塩であることをわかりやすく教えてくれたのも祖母です。

しかも、その順番通りにお金が安上がりな上に、万人に公平に与えられる自然界の恩恵であることを知らされて子どもながらある種の感動を受けた記憶が残っています。老齢になった今でも祖母の考えていた空気・水・塩の捉え方は祖母独自の炯眼《けいがん》であったと感心しています。

で、その話の後に大正12年9月1日に起きた関東大震災によって成田市近在でも流通が止まり塩が欠乏して、祖母の梅干し（の塩分）が多くの人々の助けになったことを話してくれました」

（『楽我記１０８号』より）

「私は幼少時から、『毎朝梅干しを食べれば疫病（伝染病）にならないから』と祖母にいわれ、堅く信じて実践していました。現代と違い50～60年前の日本は疫痢、赤痢、腸チフス、発疹チフス、日本脳炎等急性の怖い伝染病が多発していました。衛生環境や医療が著しく貧困で劣悪、人の死が常に隣り合わせの時代でしたから、祖母の言葉が少年の私には万鈞《ばんきん》の重みを与え、梅干しに全能の神を感じていたのでした」

（『楽我記43号』より）

「祖母が、昭和元年からの梅酢を蓄えているのを自慢にしていたことが忘れられません。当時、近隣のひとたちが腹痛、しぶり腹、胃痙攣《けいれん》、下痢、腸炎などの消化器の異常のとき、祖母の元へ古い梅酢を貰いにきていました。

湯飲みに小さじ半分ほどの梅酢を入れ、白湯で飲むだけのことで完治。

これはいまでも私が信奉している梅酢の効用です。
現代では試験管の中の大腸菌が梅や梅酢を加えると20秒前後で死滅するといわれています。滅菌、殺菌力が強いうえにカルシウムの吸収にも欠かせません。一家の健康を守る貴重な常備品であることは保証します」

（『楽我記１１７号』より）

このように、他では重視されることが少ない「梅干し・梅酢」について、『楽我記』には何度も繰り返し記述がありました。
秋山食養の『粗食・味噌・漬け物・梅干し・梅酢』の原点がここにあります。

ぬか床は酵素が充満した宝庫

ここまでは、秋山先生の食養の『粗食・味噌・漬け物・梅干し・梅酢』の原点がお祖母さまとの幼い頃の食事にあったことをお伝えしました。ここからは『ぬか漬け・柿酢・ドクダミ・野草』についてお伝えしたいと思います。

先生は『ぬか漬け』について次のように書かれています。

「ヒトだけが何時《いつ》の時代からか食材に熱を加えるようになりましたが、せめて一品くらいは生食を摂って酵素の確保をすべきだと思い続けてきました。酵素は熱と金属イオンに弱い特性を持っていますから（70度を超えると殆ど死滅すると思って差し支えありません）残念ながら現代人の多くは酵素と絶縁した生活を強いられています。

余談になりますが、私はぬか漬けを生食の代表ととらえ、一食も欠かさず食卓の王座に据えてきました。
祖母が大正元年から愛培してきた秋山家自慢とするぬか床を伊豆へ分家してからも二十余年、この間にくぐりぬけた野菜は何十万、何百万を超えて、ぬか床は酵素が充満した宝庫に違いありません」

（『楽我記１１０号』より）

補足ですが、ぬか漬けのぬか床には、野菜から取り込まれた酵素やビタミン・ミネラルなどの栄養素が豊富に存在し、発酵によって酵母菌や乳酸菌が発生します。さらに、その酵母菌や乳酸菌の働きで、アミノ酸やブドウ糖、クエン酸や乳酸などが生成され、うま味や美味しさや香りをつくり出しています。

そして、発酵により野菜の組織や成分（とくに難消化性成分である食物繊維）の分解が進んでいるため、生野菜より消化吸収の負担が少なく、からだを冷やすことがありません。秋山食養では生野菜として、サラダではなく漬け物やぬか漬けを食べることをおすすめしています。

柿の木があるのに酢をつくらないなんて

ふるさと村がある山のふもとの松崎の街並みを車で走っていると、柿の木が植えられている家庭が多く見られます。

先生は以前、「柿の木があるのに、酢をつくらないなんて、もったいない！とつくり方を教えたものだよ」と話されていました。ふるさと村でも柿酢づくりは秋の風物詩です。

『柿酢』については次のように書かれています。

「祖母の話によると大正天皇が即位した年に祖父が柿の苗木を植えつけたとのこと。当時裏庭にあった納屋の中に口径50～60㎝、深さ１ｍ程のカメの上にすり鉢形の竹ザルをのせたものが置いてありました。

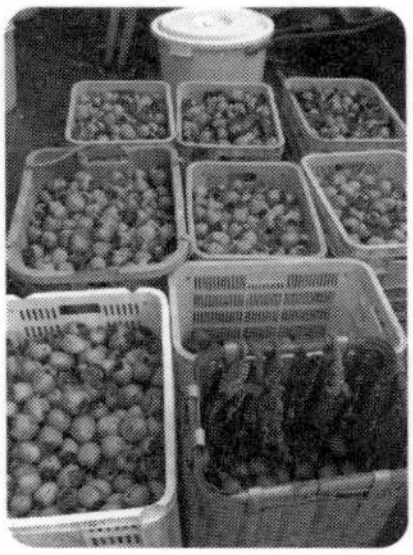

柿酢のために
収穫された柿

祖母は秋になると、渋いも甘いも区別なく柿の実をザルの中へ次々に放り込むのです。熟して落ちたものも丁寧にゴミや虫などを取り除いてはザルに入れていました。柿を入れた中にもゴミや虫が入らないように、大きな油紙で覆いがしてありました。そのカメの仕掛けは、熟した柿から滴《したた》り落ちる液状のものをカメに貯留するためのもので、なんと溜まった液体は柿１００％からなる透明で芳醇な天然酢だったのです。（中略）

柿酢を調べていく過程で驚いたのは、動植物中、酢酸発酵菌を持つものは柿に限られている事実についてでした。しかも他の如何なる方法を以てしても柿の有する糖度が柿の持つ内部の酵母菌によってアルコール発酵が行われ（酢はアルコールを経ないと生成されない物質）、さらに酢酸発酵菌によってアルコールから酢が完成されるシステムを内蔵している故に、これを上回る上質の天然酢は得られないことを知ったからです。

ましてや企業によって製造される醸造酢の農林規格・基準がいかにでたらめな粗悪品であったかを知るにつけ、自らつくる柿の天然酢は世界にも例のない至宝とすら思っています」

（『楽我記１１１号』より）

ドクダミ
～昔から十薬として重宝されてきた薬草～

ふるさと村のそこかしこに群生しているドクダミ草。春先にはせっせと摘んでドクダミ茶にしています。ふるさと村では、ドクダミ茶を切らしたことはありません。『ドクダミ』については次のように書かれています。

「私は5～6歳の頃から、常に祖母が裏の竹やぶでドクダミを摘む、洗う、乾燥させるのを手伝わされ、煎じたものを飲まされて育ちました。先人たちは薬効の素晴らしさを長い生活の経験から知り尽くして重用してきましたが、薬理作用が明確に証明されたのは、わずか30年前というのは面白いと思います。（中略）ドクダミの十薬《じゅうやく》論をお伝えするには紙面が足りません。薬能の王者として虚弱体質やアレルギー体質の人はとくに『民間薬の主役』を日常の健康維持に役立ててください」

（『楽我記41号』より）

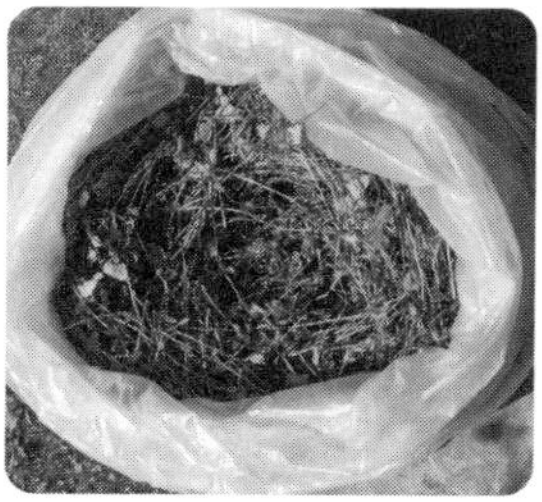

天日干し中の
ドクダミ茶

野草には人知で解明できない神秘な力が含まれている

「私に食養の勉強を始める動機づけをして下さり、多くを教えていただいた師であった沼田勇博士（生前・日本綜合医学会会長）が口癖のように仰せられた中に『野草＝野生の植物には人知で解明できない神秘な力が含まれている』という言葉でした。

つまり、ホウレン草や人参、ゴボウと比べて野草の成分が何倍とか、そんなレベルではなく生命力の賦活《ふかつ》に計り知れない威力を持っているということなのです。

野草の力を信じて疑いを持たなかった沼田先生が述懐されたお話によりますと、第二次世界大戦に敗れたあと、一年ほど収容されて捕虜生活を送られたそうです。

食糧が窮乏《きゅうぼう》して栄養失調に陥る中、労働を強いられて毎日のように倒れて亡くなるものが続いたそうです。

博士は食養の知識を生かして、部下に豊富な野草を集めさせて毎日主食代わりに食べさせたそうです。結果、博士の属する中隊からは一人の死者もでなかったことが注目を浴び内地へ復員してからも話題を呼んだそうです。

この捕虜収容所での野草による実践経験から、野草の驚異的な威力を知り、絶大な信頼を寄せる機会となったことを、私は先生から何度も伺いました。

私の場合は祖母のしつけで幼児から山菜や漬け物を欠かさず食べるよう育てられましたから、82歳を越えて壮健な現在、これらに対する強い信仰は沼田先生以上だと自負しています」

（『楽我記127号』より）

春になると、秋山先生が自らふるさと村で摘んだ、何種類もの野草を揚げて天ぷらにしてくださいました。ボクはその天ぷらで、初めていろいろな野草を食べ、その味の強さや独特の風味に加え、からだの中にみなぎるような力強いエネルギーを感じたのです。そんな体験は初めてで、これまで食べてきた市販の野菜とはまったく別の食べものでした。

先生がよく口されていた、沼田先生の『野草＝野生の植物には人知で解明できない神秘な力が含まれている』という言葉の一端に触れられた気がしました。

それがきっかけとなり、野菜をできるだけ野生に戻し、野草に負けない野菜にする『自生農』に取り組み始めました。

生は死の始めであり、死によって生は完結する

2016年に『「食事」を正せば、病気、不調知らずのからだになれる　ふるさと村のからだを整える「食養術」』が出版された後、「自分が書きたかったことの半分しか書けていない」と先生が他の人に話されているのを何度か聞き、その書けなかった内容について質問したのですが、はっきりと答えていただけませんでした。

その後もずっと、先生のその「書けなかった残りの半分」のことがボクの頭から離れることはありませんでした。先生の口から直接、その内容を聞くことはできませんでしたが、それ以来『楽我記』を何度も読み返して気づくのは、食や食養についての記述はもちろん多いのですが、死生観や死についての記述が多いことです。その理由は、先生の次の二つの文章に表れています。

「食養学は人間の生きる原点を学ぶのと同時に、死生感宇宙感と対峙して、いやが応で

も自然への回帰を果たさなければ成り立たない世界だと思います」

「私の主唱してきた食養道の奥義は『生は死の始めであり、死によって生は完結する』にすべて包含されています」

そこで、秋山先生の食養を理解する上で、少し遠回りのようですが、秋山先生の死にまつわる経験や死生観について追ってみたいと思います。

まずは、お祖母さまとお母さまの死について、次のような記述があります。

「92歳で亡くなるまで病で寝込んだことがない祖母と、52歳（脳溢血）で逝った母の生涯は私に食と命に関して多くの示唆を与えました」

お祖母さまは、玄米菜食の少食粗食で、お母さまは魚の刺身、豚肉、天ぷら、甘いものなどは毎日食べても飽きず、食パンに高さ1㎝ぐらいの白砂糖を載せて食べるのもよく見かけたそうです。そして、そのお祖母さまの大往生の様子は先生に大きな影響を与えました。

「亡くなる前日も普段と変わらず、家族を笑わせて床に入り、翌朝起床が遅いので呼びに行くと、昨晩就寝したままの姿で見事な終生を迎えていたのでした。寿命を閉じるに際し、痛いも痒いもなく、粗食・少食で生涯を送った祖母の死を、私は強い思いの中で大往生の見本として受け止めてきました」

秋山先生も89歳でお祖母さま同様、就寝したまま息を引き取られたのです。

次は、先生が戦争中に自らの死を意識し、覚悟した時の記述です。

「感性の萌芽《ほうが》期と言ってもよい私の少年時は、日中戦争が始まって（就学一年前）、大東亜戦争（小学四年生）へと続き、軍国少年を育てる戦時一色の環境でした。戦争という異常事態の中で生きた体験が、少年の私に命への深い洞察を強いたようです」

「中学校に進学したら、校舎の中央部二階に報国室という特別の部屋があって、中国大陸、ビルマ、タイ、仏印《旧フランス領インドシナ》などの東南アジア、あるいは南太平洋の島々の戦場で戦死した先輩方の遺影が額装されて四周に飾られていました。（中略）当時の私はそれを誇りに思い、一日も早く先輩の無念を晴らしに戦闘に参加できる日を待つ完全な軍国少年に洗脳されていました。（中略）二年生になって一階の教室が二階に変わり、窓辺に伸びた桜の枝が満開になった四月の某日。数え十五歳になる私は真剣に余命を指折って数え、桜を観《み》られるのが残り五回か六回しかないと判ったときに受けた衝撃は忘れられません。当時もっとも早く戦争に参加できるのは三年生から受験できる予科練（海軍飛行予科練習生）へ進むことだと判っていましたから、死地へ赴く年齢を逆算できたのです」

「わずかな期間でしたが、死期を覚悟して向かい合う人や物や事象に対して、今生最期の思いを一期一会に託した少年の思念はそのまま深いところに沈潜《ちんせん》して固まったように思います。命の短さや移ろいの一時も留まらぬ万象への儚さを知った少年時の想念が、生涯私の宇宙観・死生観を貫く因子になっているに相違ありません。（中略）つまるところ戦時中、少年であった私の場合、目前に迫った具体的かつ現実味を帯びた死について深く考えさせられた体験が、その後の私の死生観・宇宙観の形成に大きな影響を与えたことは確かであろうと考えています」

そして、終戦後20代の先生はお寺の管長の秘書として、葬儀だけではなく、重篤患者の病床や臨終の場、病院の霊安室で死と向き合う日々でした。

「寺で過ごした五年の間に、生は死に至って完結し、死のない生があり得ない道理を心底体得できた自信が得られたのです。また、ひととき許された生命が、貧富・貴賤を問わず必ず消え果てていく人の世の儚さが、夜が過ぎれば朝がくるような簡明直截《かんめいちょくせつ》な認識として実に平穏安気な死生観を定着させてくれた契機となったのです」

飢えには貨幣、名誉、地位が何の役にも立たなかった

『楽我記』から、先生の死生観とその死生観を形成するに至ったいくつかの経験や背景をお伝えしましたが、戦中戦後の食糧不足や食糧難についても綴られています。

昭和30年代の後半に生まれたボクの時代には、今ほど食べものが溢《あふ》れていませんでしたが、巷に食べものが不足したり、手に入らず食べられないことが常態化したことはありませんでした。

しかし、戦中戦後の状況を先生は次のように記述されています。

「私の記憶にある第二次世界大戦の最中や敗戦後十年以上（1941～1955年）の日本人の食糧事情は極端な悪化で、現代からは想像すら困難な状況でした」

「日本は米英に宣戦布告し、（中略）その後、物資統制令が公布され（勅令）、米を始め、薪炭、酒、たばこ、砂糖、衣料品などの生活必需品の多くの自由販売が禁止され国

の統制による配給制になったのです」

具体的な配給は次のようなものでした。

「一カ月の配給内容は米（玄米）が一週間分、馬鈴薯で十日分、かぼちゃが七日分、豆粕（大豆油を絞った粕）三日分、唐黍（こうりゃん・モロコシ）で三日分、正確ではないですが概略こんな数字でした。米だけの普通の飯の炊けない理由がお解りでしょう」

そして、これが、秋山先生とご姉弟、お祖母さまとご両親の６人分の配給です。先生のお気持ちも理解できます。

「農村に生まれていても家が農家でなかった私の少年時代は空腹と飢餓感で占められていました。就学前年に日中戦争が始まり四年生で第二次大戦突入。中学二年終戦。終戦後三年は食糧窮乏が続きましたから、十代半ばまでの育ち盛り、喰い盛りを私の場合は空腹感に耐える日々で過ごしました」

「成田中学は近郷から豪農の子弟が通学していましたから、昼食は仲間の二、三人から米の飯を分けてもらうのが唯一の登校目的のようなものでした。飢えた少年の私には、農業によって米を食べられる友人が羨ましくて、農家に生まれなかった悲運を真剣に考えたりしました。

食べ盛りの子どもに与えられなかった父母の悲しみも十分に察知していましたから、

親の前では決して空腹の辛さは見せないように努めました。

少年時代のこんな経験と記憶は、米を食べられる大人になっても、決して忘れ切れるものではありません」

戦中戦後の混乱を知らない我々には、想像もできないような状況です。

さらに、衝撃的だったのは、先生の次の逸話です。

「飢えには貨幣、名誉、地位が何の役にも立たなかったことを、農家の庭先で新しい訪問者がさつまいも4貫目（約15キロ）と米1俵（約60キロ）と、1カラットのダイヤを換えてもらうのに都会の人々が平身低頭していた情景を私ははっきり記憶しています」

先生から何度もこの逸話を聞きました。そして、いつもこの話と同時に、近い将来、食糧とエネルギーと飲料水の危機が必ず来ると話されていました。

先生にとって、ふるさと村は、食養の観点から安全な食べものを提供するという役目とともに、次のような強い想いがあったのです。

「エネルギー・食糧・飲料水の確保は政治が担う国家指針の重要な課題です。政治家の劣化による政治の貧困は今に始まったことではないですが、トンネルに入ったまま出口が見えません。お上に頼る時代はとうの昔に過ぎ去りました。自己防衛が一身・家族を支えます」

また、先生は、もう一つ印象的なエピソードを書かれています。

「私の母となる人は嫁入りの際（大正八年）耕作人付きの田んぼ二反と雑木林二反を持参金の代わりに持ってきた由ですが、父がお金に換えてしまったそうです。大正時代の感覚としては非農家でも田二反持てば扶持米に終生困らず、唯一の燃料とした薪炭を賄うに雑木林二反は余りある宝庫であったはずです。

戦中戦後、想像を超えた食糧・燃料欠乏の折り、母は、もの心ついた子どもの私に、田と山が在ったらどれだけ幸せだったかを縷々《るる》聞かせました。母の繰り言には一つの目的が隠されており、話の終わりに必ず『人の家は田畑と山が少なければ成り立たないのだから、早く大人になってお前が取り戻してくれるのだけを楽しみにしている』ことを六年生、中学一年当時の私に何度も何度も話したものです。当時の認識からして母の想念には食糧と燃料の自給は命の上にあったと考えられます」

「伊豆に移住後、４年目にして１町４反歩を耕し、百俵の米を収穫して倉に格納できた喜びを母の墓前に報告したい一念でした。

収穫直後に直径30センチ程の稲束を作り置き、当日墓前に供えてから心のうちで母に語りかけました。〝米では母さんにも悲しい思いをかけましたが、今は自分の手で食べ切れないほど得られるようになりました〟。伝えたい言葉は山ほどあったのに、涙が止まらず思いは空転したまま、ただぬかずいて、こみ上げるものを抑えるのに必死でした」

ほぼ一人でふるさと村を開拓し湧き水を引き、米を作り野菜や保存食を作り、木を切り薪を作り、自給を達成した先生には、このような経験と強い想いが原動力になっていたのだと思います。

変わらないもの、嘘をつかないものである「本物と真実」とは、「自然」であり、その自然に則した生活や食事が、ふるさと村であり、食養

敗戦によって、それまで信じていた常識や信念、まわりの大人や教師の言うこと、新聞やラジオの報道などすべてが手のひらを返された状況に、強い怒りや不審感、失望や絶望を感じた秋山少年。

一方で、14歳の秋山少年が何を信じ、どうすれば良いのかがわからなくなり、虚無と空白の日々を過ごしたなかで、当時さらに秋山先生に大きな衝撃を与えた出来事がありました。

「戦時（昭和19年）の旧制中学に入学した直後、校長が直に担当した修身の時間に、ヒトが文明を築いた契機は火の発見からと言う校長の話に、田舎出の山猿に等しかった私は大変な知識を得た思いで、いたく感動したのでした。

しかし、火から次々に道具や武器、器材を造り出して偉大な文明を築いた軌跡に思いを馳せた少年の膨らんだ胸は、わずか一年後、もろくも木端微塵《こっぱみじん》に粉砕されたのでした。

二年生に進級した八月六日、九日に広島・長崎に投下された原子爆弾によってです。ラジオ、新聞で当初の報道では『新型爆弾』でしたが、旬日を経ずして原子核の分裂反応を利用した史上初の大惨事を招いた原子爆弾であることを知らされます。

追々に得た知識ではありましたが、火によって築いた文明が、火(核分裂)によって人類ばかりか地球までも滅亡する因果を知った私の内部では、文明の延長が呪うべき破壊へ向かう矛盾が激しく交錯し、解答のでない難問として定着してしまいました」

また、先生は別の文章で次のように述べられています。

「私は長ずるに従って、自然界に存在する悠久な生命に比し、人間界の瞬きに近い生命の惨《むご》い寿命を確《しっか》りと受け止め、生命感を確立したつもりで生きてきました。

文明を築いたヒト族が自然界に同じ生を許された何十万種の動物の中でサル目・ヒト科のホモ・サピエンス（現生人類の学名）だけが独り自然に背反した文明という猥雑な機序にのめり込み、翻弄され、支配されている社会に生を受けて、私は文明の恩恵を受けながらも文明懐疑の念を払拭しきれない自己矛盾を抱えたまま生き続けてきました。

古代のヒトが火の発見と利用で文明を築き、やがて20世紀末にはウラン、プルトニウムなどの核分裂反応を利用して猛烈な熱線・衝撃波・各種放射線などでの殺傷力と破壊力を生み出し、生命ばかりか地球まで壊滅させる火の力を蓄えてしまいました。

戦争末期の昭和19年に中学生になり、田舎の山猿のような少年が時の校長から、〝人類が他の動物に君臨できたのは火の発見と利用によって文明を築いたことによる〟と教えられ、私にとっては新鮮な知識を得た思いで、折に触れては記憶の反芻にささやかな喜びを感じていた矢先、一年後に広島・長崎に人類史上初めて経験する原子爆弾の投下がありました。

〝火によって築かれた文明が火によって壊滅する〟この途轍もない二律背反への想念が少年の小さな胸の内に急速に膨れ上がりました。解らなくなった文明への不審感がやがて私のこころの深い部分では文明への懐疑の念に定着し、その存在を意識するようになり除々に大きく拡がっていきました。

明確な文明への過信を戒め、自然との対比において客観的に冷静な選択を処世の軸においてきた私の生涯は、実は少年時に抱いた文明懐疑が原点で、まもなく終焉を迎える現在まで、何の変化も転向もなく、自然回帰への思いは揺らぎません」

秋山先生は、終戦の体験から、変わらないもの、嘘をつかないもの、つまり、人々が正しいと言うことや常識とされることではなく、科学や文明の進歩でもなく、まして、地位とか名誉とか成功とかでもなく、本当に信じられる『真理』、先生にとっての『本物と真実』（この言葉は先生の発言や『楽我記』に何度も登場します）を求め続けたのだ、と理解しました。

そして、秋山先生にとって、変わらないもの、嘘をつかないものである『本物と真実』

とは、『自然』であり「その自然に即した生活や食事が、ふるさと村であり、食養」だったのです。

付記

日本人が長く食べてきたもの

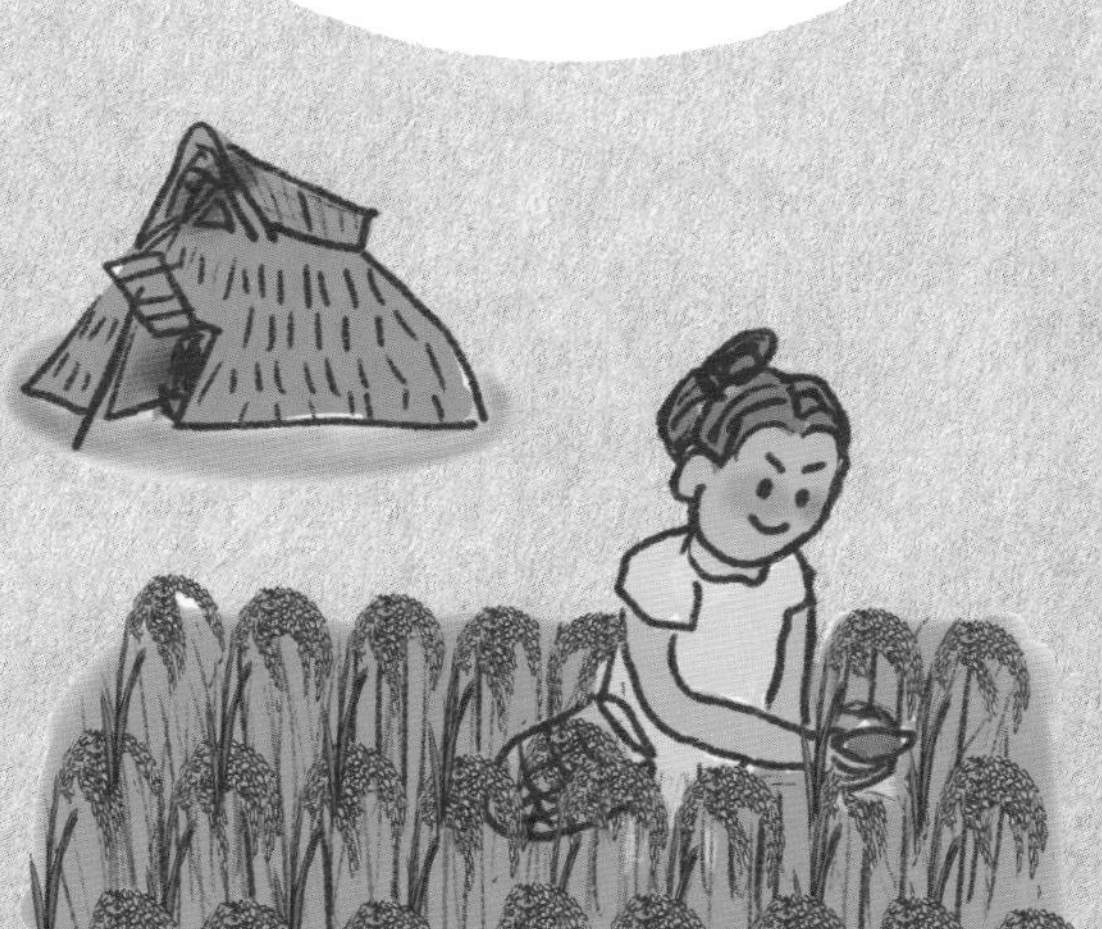

日本人がずっと長く食べてきたものは何か?

ふるさと村に出会い、秋山先生から食養を教わることになりました。出会って1年後にふるさと村に移り住み、朝と晩の2食、秋山先生の食事をいただき、それまで動けなかったり、動くことが億劫だった体がどんどん変化していきました。食養のすごさを体感しました。

しかし、それと同時に、いつまでも先生の料理をいただくわけにはいかず、自分で食養の料理を作れるようにならなければ意味がないことに気づきました。

秋山先生に教わろうとしましたが、まったくの初心者だったので、秋山先生に「とにかく、まず、自分で料理を作ってごらん」と言われ、2年目から晩の食事を、3年目からは朝晩の食事を自分で作ることにしました。

それまでまったく料理をすることがなかったので、一から手探りで始めました。元来、毎日を積み重ねることが苦手だったので、まず毎日食事を作る習慣を身につけるのに苦労し、さらに、天《あま》の邪鬼《じゃく》な性格が災いして、料理本やネットに出ているレシピ通りに作って覚えていくことがどうしてもできませんでした。

限られた条件（緑野菜・根菜類・海藻類・小魚介類・豆ときのこ類の5つの食材と塩・醤油・味噌・酢・みりんの5つの調味料を使って作る）の中で、あまり料理に時間をかけず、自分が美味しいと思えるものを作ることを、実験のように繰り返していました。冷蔵庫を使わずに保存することや発酵食品にハマったり、週に1回作りおきを作り、それを食べるようにしたり、いろいろ紆余曲折がありましたが、料理することにも慣れ、今では作ることが習慣になりました。そして、秋山先生の「とにかく自分で料理を作ってごらん」という言葉から長い時間がかかりましたが、料理をすることがやっと楽しくなってきました。

ずっと自分のために作って食べることで精一杯だったのですが、別の機会に先生に言われた「料理は、レシピや技術ではなく、美味しく食べてもらいたいという情熱が大切」という言葉について考えられるようになってきました。

ふるさと村に来た当初、天ぷらの語源はポルトガル語で、日本人が天ぷらを食べるようになったのは、安土桃山時代の頃にポルトガル人が伝えてからであり、庶民が食べるようになったのは、江戸時代から。また、日本人が牛肉を食べるようになるのは、明治政府が進めた西洋化の流れからで、庶民が広くたくさん食べるようになったのは戦後の1950年代以降であることを、先生から教わりました。

そんなことを考えたこともなかったボクにとっては、衝撃的でした。そして、民族が長く食べてきたものに対応して、からだは変化（欧米人と日本人では腸の長さが違ったり、民族特有の消化酵素があること）していくので、日本人の長い食の歴史の中では天ぷらや牛肉は歴史が短く、負担の大きな食べものであること。そして、日本人がずっと食べてきた伝統的なものがからだに合っているという話は、すごく納得できました。

「日本人がずっと長く食べてきたものが何か」について、知らないことが多いことに気づきました。そこで、調べてみると、意外なことがたくさんわかりました。

今、食べている多くの野菜が、思ったより最近に伝わったり、最近になって食べるようになった野菜だったのです。これには素直に驚きました。

明治時代に伝わった野菜

カリフラワー

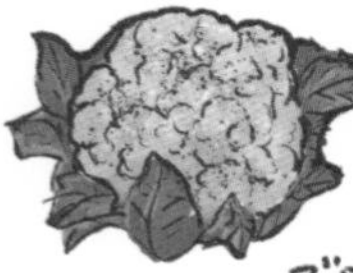

ブロッコリー

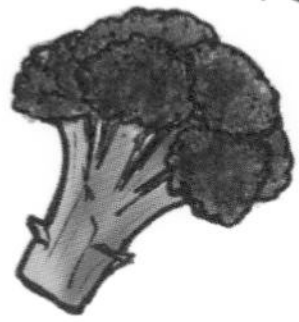

明治初年に伝わるが広まらず、1960年代に広まる。

ピーマン

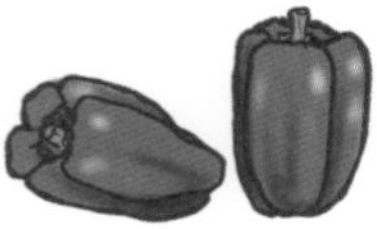

明治初期にアメリカから伝わるが、普及は1960年以降。

白菜

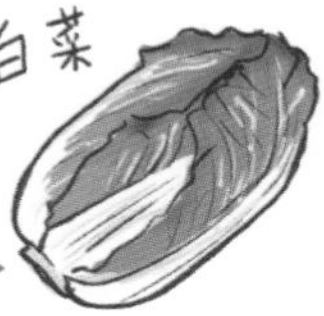

日清戦争で兵士が中国から種を持ち帰り、大正時代に広まる。

江戸時代に伝わった・食べるようになった野菜

タマネギ

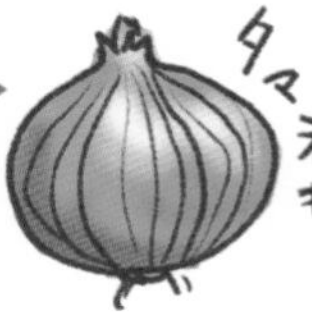

江戸時代に伝わるが、明治時代の北海道開拓で栽培開始。その後、明治中期に流行ったコレラに効くとして広まる。

ジャガイモ

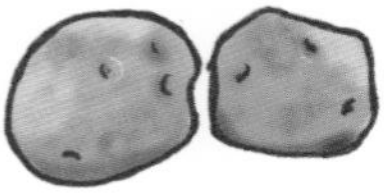

伝来は江戸時代。明治時代の北海道開拓時に、多くの品種が伝わり主要食品になる。

キュウリ

古く6世紀頃に伝来し、長く薬として用いられていた。江戸時代後半から栽培が始まり、広く食べられるようになった。

にんじん

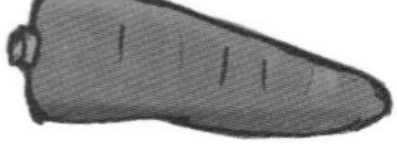

戦国時代に東洋種が伝わる。現在は江戸時代に伝来した西洋種が主流。

キャベツ

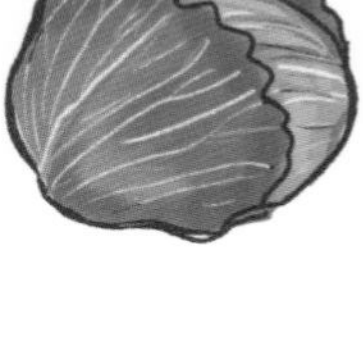

江戸時代に伝わり、明治時代の北海道開拓で栽培開始後、徐々に広まる。

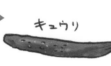

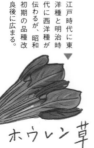

トマト

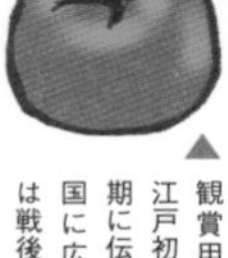

観賞用としては江戸初期、江戸末期に伝わるが、全国に広まったのは戦後。

ホウレン草

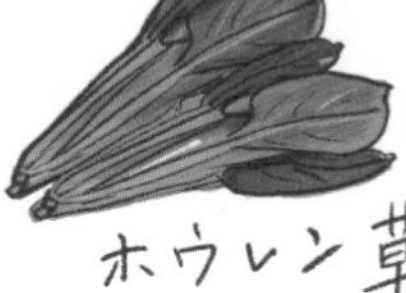

江戸時代に東洋種と明治時代に西洋種が伝わるが、昭和初期の品種改良後に広まる。

カボチャ

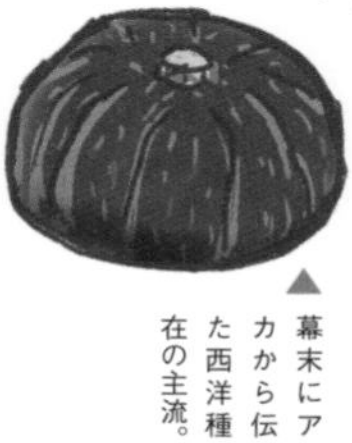

幕末にアメリカから伝わった西洋種が現在の主流。

サツマイモ

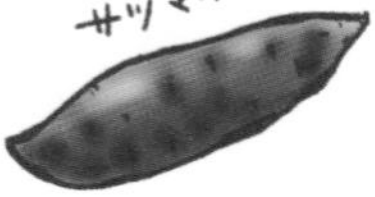

江戸の中期の九州飢饉で多くの人命を救い全国に広まる。

レタス

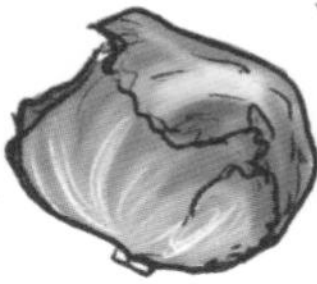

幕末に伝わり、明治初年には多品種が導入されたが、大きく広まったのは戦後。

縄文時代は、土器を使って煮炊きができるようになった時代

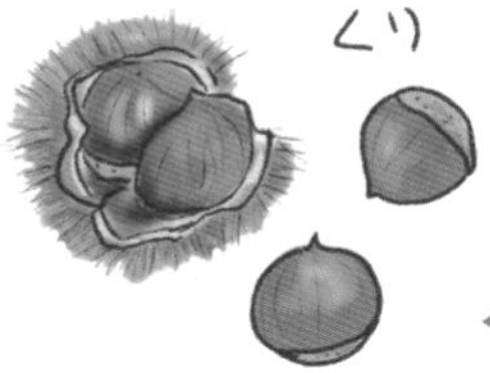

当時の主食はクリの実。1本の木からたくさん収穫でき、長期保存が可能だった。アク抜きなしで、生でも食べられ、火を通すと甘くて美味しく、遺跡からクリの殻が大量に見つかっている。

前述での現在よく食べる野菜の中で、明治時代に伝わった野菜を挙げましたが、もっと昔から食べてきた、古い野菜だと思っていた野菜の多くは、つい最近食べ始めたものばかりだと知り、今度は逆からたどってみました。

遠い昔、日本人は何を食べていたのでしょうか？

今から遡ること、約１万６５００年ほど前の話です。日本列島では、それまで火と木と石を使って暮らしていましたが、その頃、土器を作るようになりました。縄文時代（紀元前約１万４５００～紀元前約１０００年）の始まりです。

縄文時代は、土器を使って煮炊きができるようになった時代です。また、狩猟中心から植物採集が食糧獲得の中で大きな比重を占めるようになりました。

動物を追って移動を繰り返す生活から、年代が進むにしたがって定住が多くなり、採集とともに、植林や栽培も行われるようになり、縄文時代の晩期には、稲作が始まりました。

クリ以外の木の実で、アク抜きの必要のないクルミも遺跡から多く見つかっている。

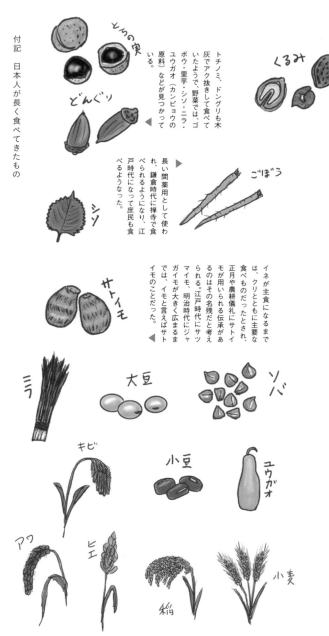

トチノミ、ドングリも木灰でアク抜きして食べていたようで、野菜では、ゴボウ・里芋・シソ・ニラ・ユウガオ（カンピョウの原料）などが見つかっている。

長い間薬用として使われ、鎌倉時代に禅寺で食べられるようになり、江戸時代になって庶民も食べるようになった。

イネが主食になるまでは、クリとともに主要な食べものだったとされ、正月や農耕儀礼にサトイモが用いられる伝承があるのはその名残だと考えられる。江戸時代にサツマイモ、明治時代にジャガイモが大きく広まるまでは、イモと言えばサトイモのことだった。

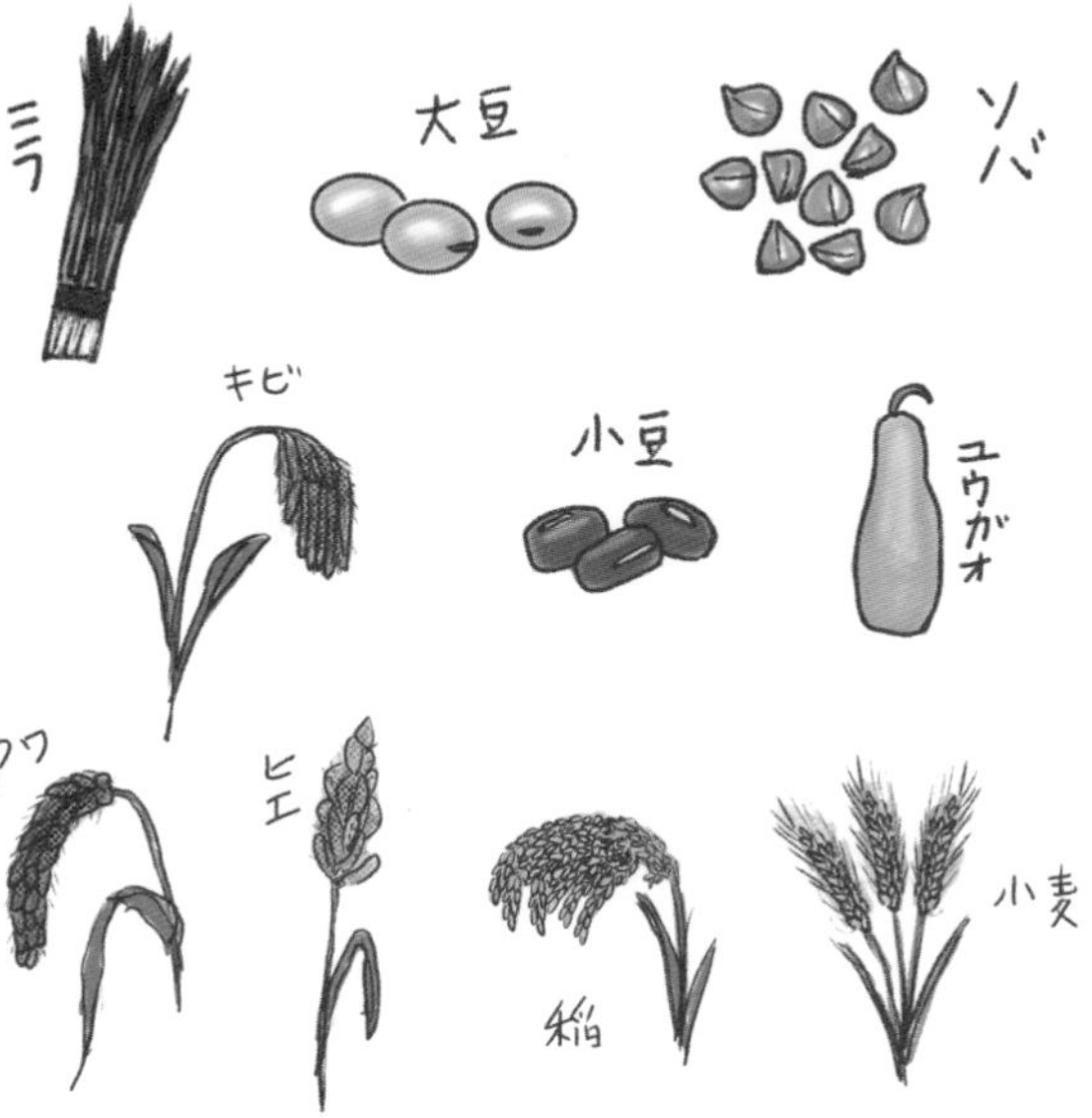

豆と穀物では、大豆・小豆・キビ・アワ・ヒエが稲より先に栽培され、縄文時代の後半になって、稲・小麦、さらにその後、ソバが伝わり、栽培が始まったと考えられています。

奈良時代に成立した『古事記』では『稲・麦・アワ・大豆・小豆』、『日本書紀』では『稲・麦・アワ・ヒエ・豆』が五穀として重要な作物とされています。

およそ今から３０００年以上前の縄文時代の晩期には、すでに、今も食べている主要な穀物と豆類の栽培が始まり、特に『お米（稲）』は、それ以降ずっと主食として日本人の命を養ってきました。日本人のからだは『お米（稲）』でできていると言っても過言ではありません。

ところで、縄文時代の日本人が想像以上にいろいろ幅広く食べていたことがわかっています。石器時代から引き続き、狩猟も行われていたので、イノシシ・シカ・ウサギ・キツネ・タヌキ・カモシカなど60種類以上の獣類。キジ・ヤマドリ・カモ・ツルなど35種類以上の鳥類。漁撈も行われ、あさり・シジミ・ハマグリ・カキ・サザエ・アワビなど３５０種類以上の貝類、コイ・フナ・ウナギ・ナマズ・カツオ・タイ・マグロ・サケ・マス・サバに加えクジラ・イルカ・サメなど海獣も含めた70種類以上の魚類等の骨や貝も見つかっています。

そして、ワラビ・ゼンマイ・フキ・セリ・ミツバ・ウド・タラの木・ユリ根・ヤマノイモなど、今と変わらない山菜類に加え、ヤマグワ・キイチゴ・ヤマブドウ・サルナシ・アケビなどの自生する果物、きのこや海藻類なども採集していました。さらに、口嚙み酒（植物のデンプンをだ液に含まれる消化酵素でブドウ糖に分解して、溜めたものを発酵させた酒）や果実酒（糖度の高い果物が熟して自然発酵したことから、つくるようになった酒）もあったのではないかと推測されています。

また、縄文土器の使用により、それまでの『生・干す・焼く』という食べ方に加え、『茹でる・煮る・炊く』という、煮炊きして食べることができるようになり、食べられるものの範囲や食べ方が大きく広がりました。さらに、水を溜めたり、食べものを保管したり、縄文時代の晩期には、魚を塩漬けして、魚の形を残した塩辛に近いもの（魚醬《うおびしお》）を作り保存して食べるようになり、食生活の安定につながりました。

このように、約3000年前の縄文時代の晩期には、お米を食べ、煮炊きできるようになり、今の日本人の食の基本が確立されました。

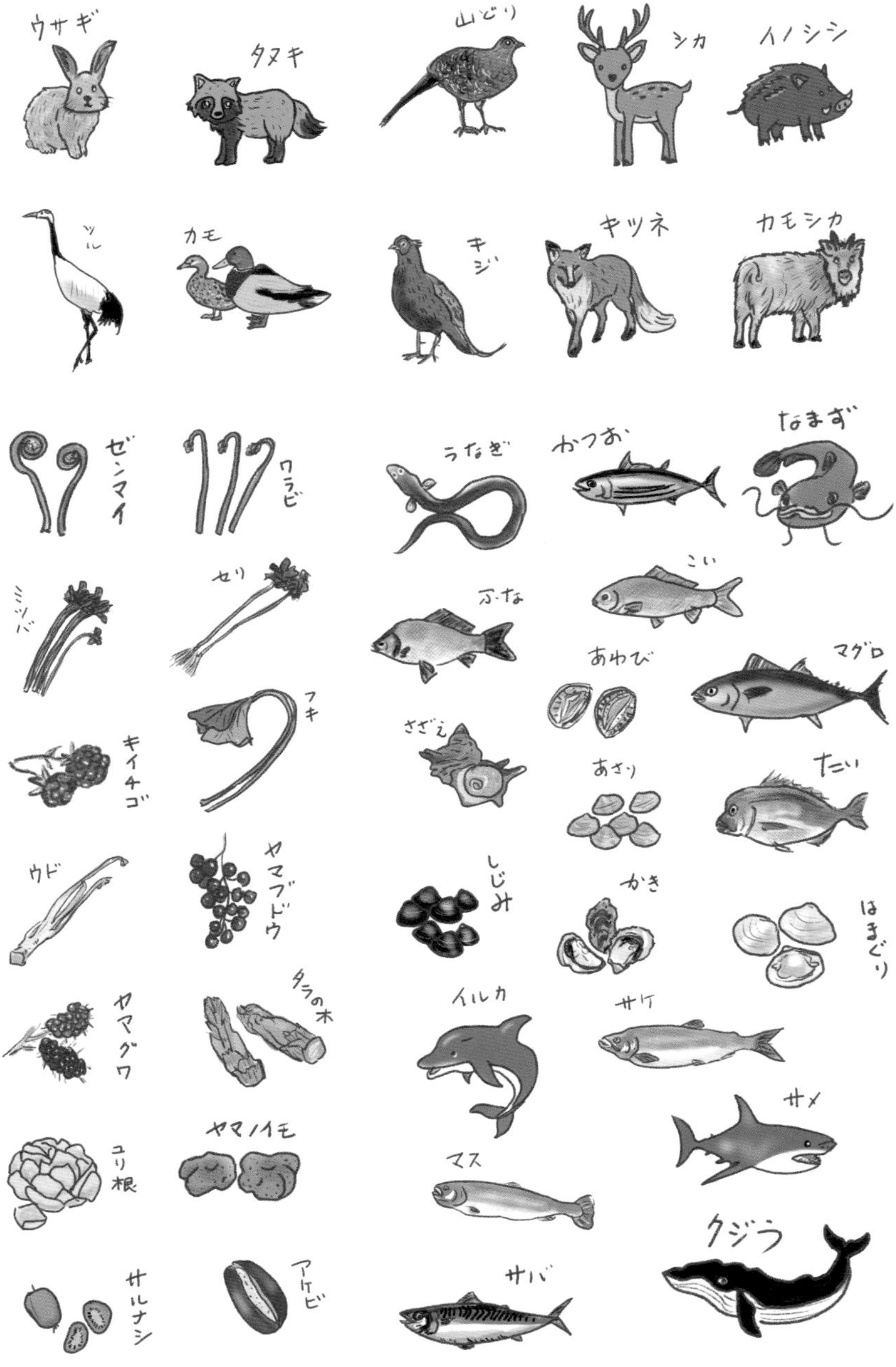
ウサギ
タヌキ
山どり
シカ
イノシシ
ツル
カモ
キジ
キツネ
カモシカ
ゼンマイ
ワラビ
うなぎ
かつお
なまず
ミツバ
セり
こい
ふな
あわび
マグロ
フキ
さざえ
キイチゴ
あさり
たい
ウド
ヤマブドウ
しじみ
かき
はまぐり
ヤマグワ
タラの木
イルカ
サケ
サメ
ユリ根
ヤマノイモ
マス
クジラ
サルナシ
アケビ
サバ

弥生時代から本格的な稲作が始まる

今から約3000年前、大きな変化がありました。本格的に水田での稲作が始まり、『お米』を主食として食べるようになったのです。それまでの狩猟と採集中心（後半は稲作や栽培も行われていました）の社会から、稲作を中心とする農耕社会に変化しました。弥生時代の始まりです。

イネは一粒万倍と言われるように、1粒の種から1本の稲ができ10000粒以上のお米ができる魔法のような作物です。稲作によって、お米を主食にする食の革命が起き、社会が大きく変化しました。共同で作業する必要から、水田の周辺に人々が定住するようになり、集落が生まれて、安定的に食糧を確保できるようになったため、人口が増えていきました。この時代の食生活は、縄文時代からの狩猟採集で得られる食糧に加えて、お米が加わり、かなり充実したものであったと考えられます。

当時の日本には文字がありませんでしたが、弥生時代の遺跡からの出土物や中国の歴史書、後の奈良時代に書かれた『古事記』（712年成立）や『日本書紀』（720年成立）、『正倉院文書』（729〜770年に編纂）や『万葉集』（630〜759年頃の歌）などの文書から時代考証すると、弥生時代にすでに食べられていたと考えられる野菜は左記のものです。

ニンニク

応神天皇の歌に詠まれ、以後の記録も多く、江戸時代には薬用や薬味として重視され、戦後広く食べられるようになる。

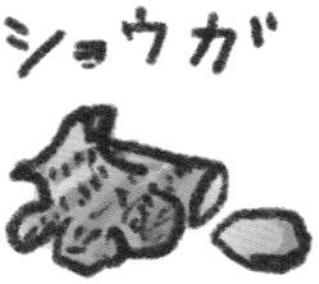
ショウガ

3世紀の『魏志倭人伝』の日本の記録の中に記載され、758年の『正倉院文書』にも記録がある。古くから栽培されてきた重要な野菜。

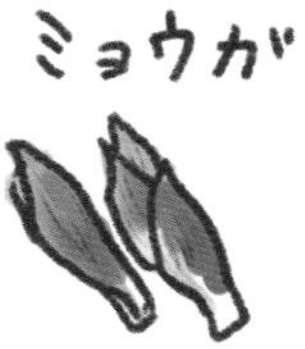
ミョウガ

3世紀の『魏志倭人伝』の日本の記録の中に記載され、香りの強い方を「兄香（せのか）」、弱い方を「妹香（めのか）」と呼んだ。これが後にショウガ、ミョウガになったとされる。

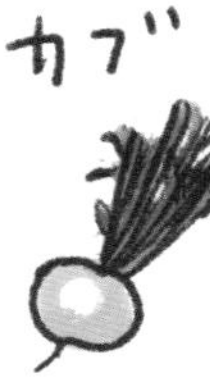
カブ

大根以前に伝わったとされ、『古事記』と『日本書紀』に多く登場し重要視された野菜。青菜はカブの葉の呼び名（阿平奈・あおな）が由来とされ、五穀に加えてカブを栽培するように奨励された。また、春の七草では、カブはスズナ、大根はスズナの代わりの意味のスズシロと呼ばれている。

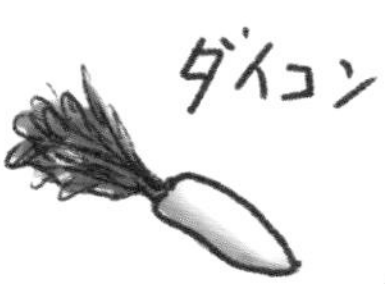
ダイコン

仁徳天皇の歌に詠まれており、それ以前に中国から伝来したと考えられる。古くはオオネと呼ばれ、大根と呼ばれるようになったのは室町時代から。

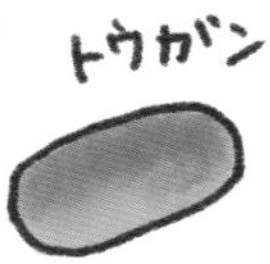
トウガン

仁徳天皇の時代に伝来したとされる。

稲作の開始により、食生活は安定し人口が増えていきました。しかし、水田の水や土地をめぐって争うようになり、集落を指導する者（王）が現れ、それらをいくつも束ねた小国が分立することになりました。

そして、３世紀の中頃から約３５０年ほどにわたって、大きな古墳が数多く作られます（古墳時代）。とくに、近畿地方を中心に巨大な古墳が作られ、大きな権力が成立していったと考えられます。この時代には大陸からの多くの渡来人によって、高温で土器を焼き上げる須恵器《すえき》を作る技術や金属を加工する鍛冶の技術が伝えられ、竈《かまど》や甑《こしき》（蒸し器）、農具（現在の鎌／鋤《すき》／鍬《くわ》に近いもの）が作られるようになりました。

また、５世紀頃には『酒』と『酢』の製法が伝えられ、奈良時代には日本の『麹』を使って酒がつくられ始め、室町時代には酒造業が発達しました。

この時代から食べられ始めたと考えられる野菜は、次ページのものです。

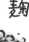

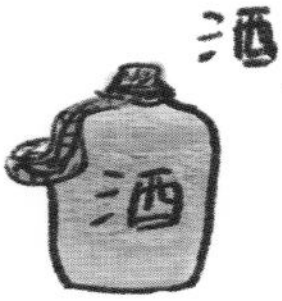

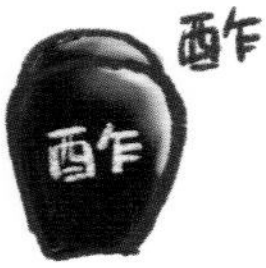

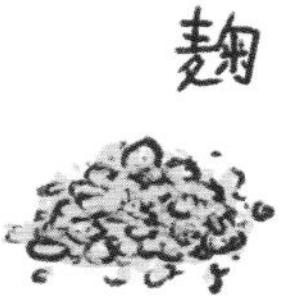

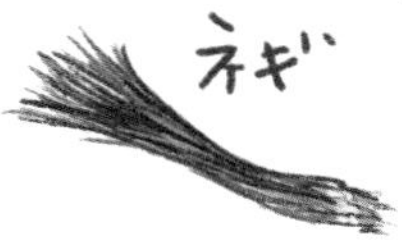
ネギ

仁賢天皇の時代の493年に記録が残り、平安時代には栽培の記録もあり、古くから重要な野菜として扱われた。

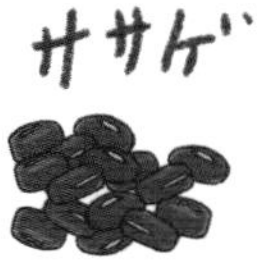
ササゲ

継体天皇の時代に記録がある。

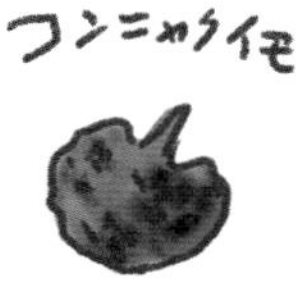
コンニャクイモ

欽明天皇の時代に伝来したとされ、鎌倉時代には禅寺でコンニャク料理の記録がある。

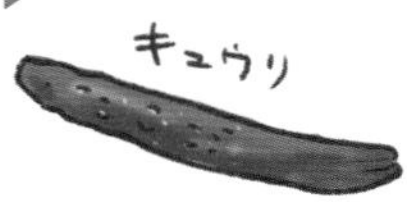
キュウリ

6世紀頃に伝来したが、長く薬用として使われた。江戸時代後半から食べられるようになり、以後消費が増えて、現在は欠かせない野菜。

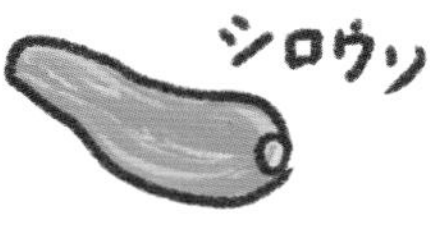
シロウリ

6〜7世紀に伝来し、熟しても甘くならないため、主に漬け物に使われた。

この時代に、日本人の生活や考え方に大きな影響を与える出来事がありました。538年の「仏教伝来」です。そして、この仏教伝来によって、日本人に肉食を忌避する考え方が広まり、675年、天武天皇によって「肉食禁止令」が出されました。その後、何度も「肉食禁止令」は出され、日本人の食生活は大きく変わることになりました。

さらに次の転機は、当時の時代背景によってもたらされます。その頃中国大陸では、隋や唐などの強大な国家が成立し、朝鮮半島では高句麗《こうくり》や新羅《しらぎ》が激しい勢力争いをしていたため、大和朝廷は、権力を集中させて統治機構を整え、国内を統一して対抗する必要がありました。

そこで、遣隋使を送り、文化だけではなく大陸情勢を収集し、統治方法を学び、班田収授法（戸籍に基づき人々に土地を割り当てた）、租庸調（割り当てた土地に応じて、お米・特産品・布を納めることと労役を課した）、大宝律令（刑罰・行政等の法律）を定め、中央集権の国家体制を成立させました。

このことで、社会が支配者層（天皇・皇族・貴族・官僚）と被支配者層（農民・職人等）の2つに大きく分かれ、食の文化も2つに分かれました。

そして、支配者層の中では貴族が大きな権力と財力を握り、贅を尽くす貴族文化を築き、食にも大きな影響を与えることになりました。

平城京が都だった奈良時代は、遣隋使や遣唐使が送られ、食の分野でも多くのものが中国から取り入れられています。

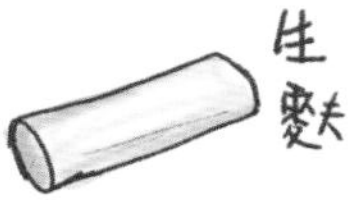

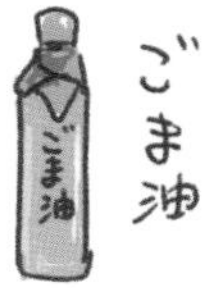

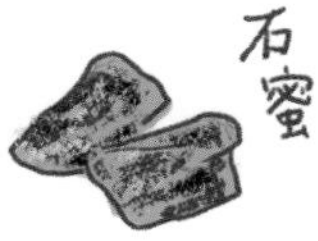

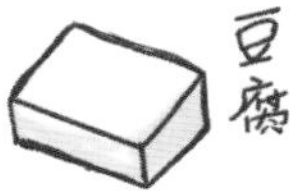

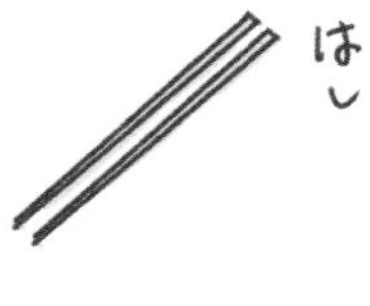

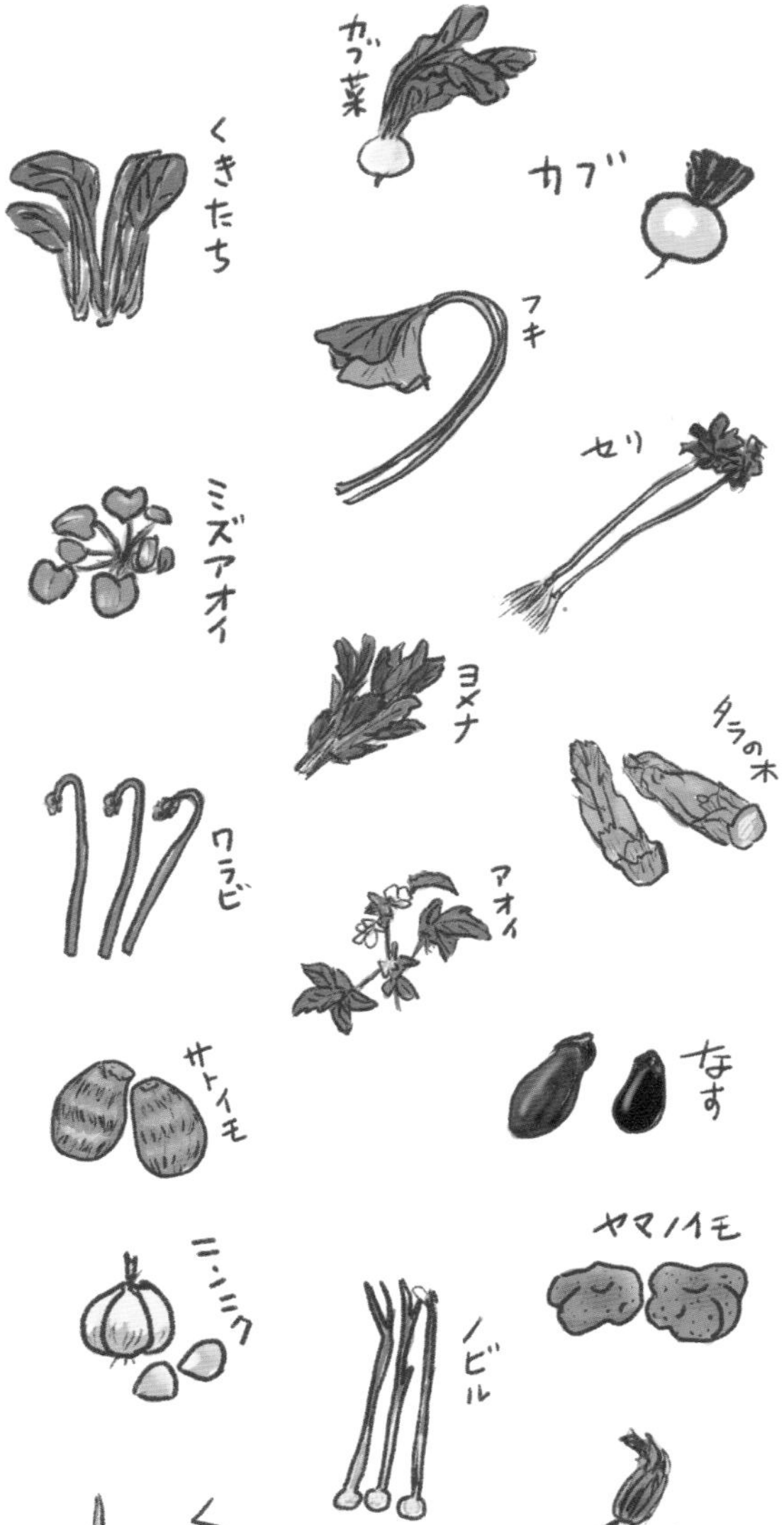
カブ菜
くきたち
カブ
フキ
セリ
ミズアオイ
ヨメナ
タラの木
ワラビ
アオイ
なす
サトイモ
ヤマノイモ
ニンニク
ノビル
くわい
大根

野菜では、茎立《くきたち》（結球しない茎レタス）・ナス・クワイなどが伝わり、加工食品では麩（生麩）・ゴマ油（ゴマの搾油技術）・石蜜（鑑真が伝えたとされる蔗糖）・豆腐の製法（遣隋使・遣唐使によって伝わったとされる）、また箸が伝わり使われるようになりました。

この時代から文字での記録が残るようになり、当時よく食べられていた野菜を挙げると、カブ菜・カブ・茎立・フキ・セリ・ミズアオイ・タラノ木・ヨメナ・アオイ・ワラビ・ナス・サトイモ・ヤマノイモ・蒜（ニンニク、ノビル）・オオネ（大根・当時は貴重品だった）・クワイなどが食べられています。

肉食が禁止されたことによって、動物性タンパク質は魚介類を摂取し、植物性タンパク質は大豆から摂取する食事の形になり、大豆の加工が工夫されるようになりました。煮豆・蒸豆・豆搗き（きなこ）・枝豆などの食べ方に加えて、発酵の技術が進み、液体状の醤《ひしお》（大豆・塩・米・酒・もち米・麦類などを発酵させた、醤油の起源にあたるもの）、固体状の未醤《みしょう》（大豆・米・小麦・酒・塩などを発酵させた、味噌の起源にあたるもの）、麹菌を使って煮大豆を発酵させた豉《くき》（現在の浜納豆のような塩辛納豆）がつくられていました。

平安京が都だった平安時代には、遣唐使が廃止され、国風文化とともに、食の分野でも海外の影響を受けない独自のものに進化していきます。

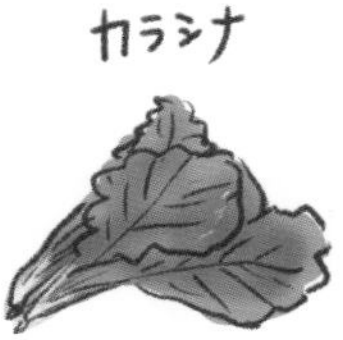

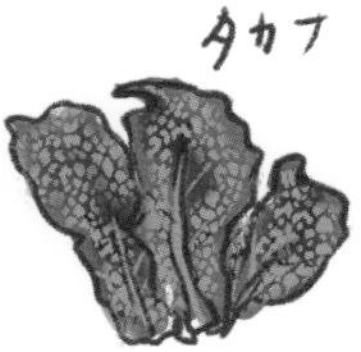

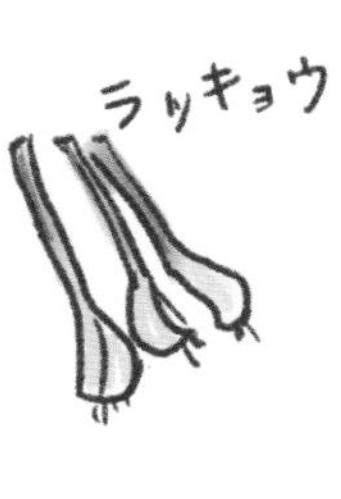

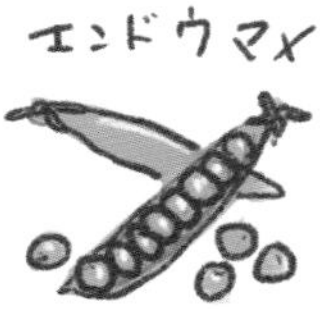

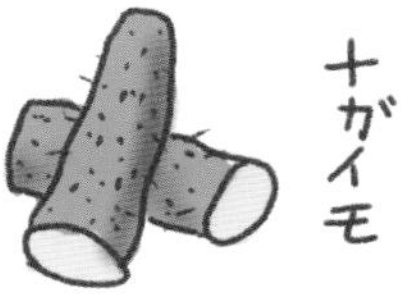

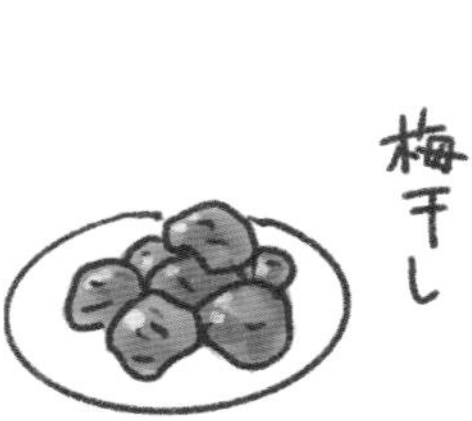

▲村上天皇が梅干しと昆布茶で病を治した記述がある。

野菜では、奈良時代に食べていたものに加えて、カラシナ・タカナ・ラッキョウ・エンドウマメ・ナガイモが食べられるようになりました。

果実では、柿・枇杷に加えて、梅干しの記述が登場します。

加工食品では、湯葉・豆腐が作られるようになりました。

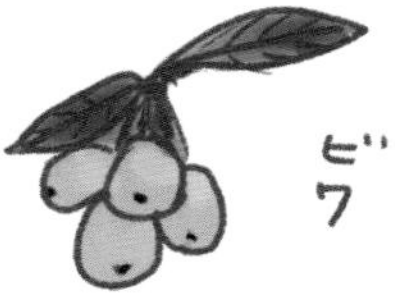

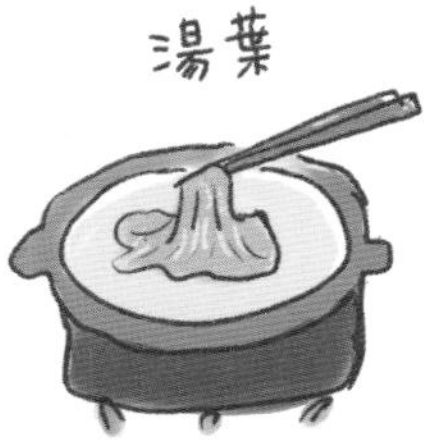

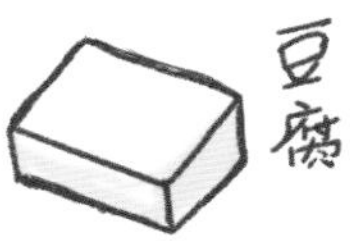

この時代に大きな権力と財力を手にした貴族の、贅沢の限りを尽くした食事の記述が残っています。驚くほどです。

「赤米を蒸した強飯《こわいい》を金の碗に盛り、酒は緑色のにごり酒の上澄みをすくいとった清酒。鮒《ふな》の包み焼き、あつものは鮎《あゆ》、吸い物には鯛を煮て作ったもの。鮭の干し肉にぼらの干物。鰻《うなぎ》のなれ鮨《ずし》にまぐろの酢味噌あえ、うずらのあつもの、雁《かり》の塩漬け、雉《きじ》の汁物と続き、熊の掌《て》。さらに、蒸しあわび、焼きはまぐり、焼きだこ、なまこの煮つけ、かにの大爪、さざえの胆などとあげ、これらの料理は銀の盤に盛られて、金の机に並べられた。さらに、これらの料理を時間をかけて楽しんだ後は、美しい果物もゆっくりと味わう。味のよい五色の瓜、美味なる茄子、りんご、すもも、梨、あんず、神桃、赤いなつめ、乾し柿、かち栗、たちばな、柚、菱、くわいといった美果が並んだ」（『和の食全史：縄文から現在まで』永山久夫、河出書房新社）

さらに、5世紀頃に中国から伝わった酒の製造法に、日本独自の『麹』を使うことで、すでに奈良時代には日本酒がつくられていました。高価な『清酒』から『にごり酒』や『糟湯酒《かすゆざけ》（酒の絞りカスを湯に溶いた安価な酒）』までつくられ、貴族だけではなく庶民も飲んでいたようです。

また、牛乳の加工も行われていました。まだ砂糖がなく甘味が少なかったので、天皇や貴族の間で甘味の貴重品として食べられていました。『酥《そ》』（牛乳を固形状に煮詰めたもので、チーズケーキやミルクキャラメルのようなもの）や『酪《らく》』（牛乳を煮詰めて凝縮させたもので、コンデンスミルクのようなもの）と呼ばれるものです。

肥満に苦しむ貴族もいたとの逸話もあり、奈良・平安時代は、貴族の飽食の時代だったと言えるかもしれません。

一方、貴族以外の食事の記述としては、宮廷に新しく建物を造るために作業していた大工に用意した食事の記述が残っています。

「まず、汁物椀をつかんで一気に飲み干し、空になった椀を突き出して置いた。引く手も見せず、そのまま山盛りのあわせ（おかず）も口に運ぶと、あっという間に平らげてしまった。あれだけ食べたのだから、もうご飯は入るまいと思いながら見ていると、呆《あっ》気《け》ないほど短時間のうちにひと粒残らず、食べてしまったのである」（『和の食 全史：縄文から現在まで』永山久夫、河出書房新社）

この記述だけではなく、出土品からも、食事の基本は、飯、汁、おかずの一汁一菜〜三菜だったようです。奈良〜平安時代の貴族の贅沢な食文化は、次の時代の武士と禅寺の登場によって、また新たな展開を迎えます。

平安時代から鎌倉時代の食事

奈良時代の中期以降になって、人口の増加や東大寺の大仏建立費用を捻出するために墾田永年私財法（開拓した土地の私有を認めた）が施行され、平安時代には、貴族の贅沢な生活や食事を支えていた公地公民の租税制度が徐々に崩れ始めました。そして、課税されない大きな私有地（荘園）を持った一部の貴族と寺院や地方の豪族などが勢力を伸ばしていきました。

さらに、政治の腐敗や混乱、飢饉や疫病の流行に加え、平安時代末期には末法思想（仏教の歴史観で釈迦が亡くなって1000年後の1052年から釈迦の教えが滅びて社会が混乱するとされた）が広がり、治安が悪化しました。そのため、人々は朝廷に頼らず自衛するようになり、武芸の優れた者（武士）が有力者と主従関係を結び、各地に武士団が形成され、力を持つようになっていきました。

権力を握った鎌倉武士は、貴族化して没落を招いた平氏を教訓に、質実剛健、倹約質素を重んじて生活するとともに、いつ何時戦いがあっても大丈夫なように、すぐに動けて、体力を蓄えておく必要がありました。そんな鎌倉武士の食事の特徴は以下のようなものでした。貴族が白米（現在の五分づき程度）を好んだのに対して、武士は玄米（〜三分づき程度）を食べていました。

そして、奈良時代には、薬として用いられていた梅干しを、まず僧侶が食べるようになり、鎌倉時代からは、武士も食べるようになります。さらに、味噌が食べられるようになりました。奈良時代の醤院でつくられていた未醤に麹が加わることで、現在の味噌に近いものに進化していったと考えられます。鎌倉時代には、寺院では、中国から伝わったすり鉢を使って味噌をすり、味噌汁が作られるようになっていました。やがて、武士の食事にも味噌や味噌汁が広がっていきました。

鎌倉時代の中期以降には、醤油が関西で使われるようになりました。古い時代の魚醤や肉醤をルーツに、奈良時代の醤院でつくられていた醤がベースとなったものや、『たまりしょうゆ』（禅僧の覚心《かくしん》が中国から伝えた径山寺《きんざんじ》味噌の底にたまった液体）が使われるようになりました。武士たちは、玄米と梅干しと味噌を食べると元気になり、体力がつき、からだが動くことを体感していたのだと思います。

また、鎌倉時代に禅宗を興した道元と栄西という仏教界の２人が、日本人の食文化にとても大きな影響を与えました。

道元は、座禅や勤行や托鉢だけではなく、食事や排泄などの日常行為から作務や畑仕事などすべてが、仏の行いであり尊い修行であるとし、特に、食の尊さを『典座《てんぞ》教訓』と『赴粥飯法《ふしゅくはんぽう》』で説きました。禅宗では料理することが大きな修行の一つとされ、限られた食材で無駄を出さない工夫と料理の技が培われ、精進料理として発展しました。

栄西は、『喫茶養生記』で「茶は養生の仙薬である。寿命を延ばす霊妙な方術である」として、茶（抹茶）の効用を説きました。これ以前にも、茶は何度か日本に伝わり、一部の貴族や僧侶が薬として使っていました。しかし、栄西が、鎌倉幕府の三代将軍である源実朝の二日酔いを一杯のお茶で治したことで、幕府の保護を受け、茶が武士から庶民まで大きく広まり、後に、茶の湯や茶道、懐石料理が生まれることになりました。

今から約１０００年ほど前のこの時代に、玄米に梅干しと味噌汁という食事とお茶の習慣が、鎌倉武士と禅宗の僧侶によって始まりました。

ここから、室町、戦国、安土桃山時代と武士の時代が続き、武士の食事は進化します。さらに続く江戸時代も武士の時代ですが、戦乱がなくなり、庶民の食文化が花開いていくことになります。

日本人が長く食べて、からだを養ってきた食事

『砂糖』は、江戸時代、和菓子の広まりとともに使用量が増え、明治時代には砂糖の国内生産が始まりました。その後、どんどん砂糖と菓子は普及し、現在では、菓子以外の多くの加工食品や飲料にもたくさんの砂糖が使われています。これまでの歴史にはないほど、日本人は砂糖を摂取しています。

さらに、砂糖同様に、現代の日本人が過剰に摂取している食材に、油、鶏肉、卵、牛肉、豚肉、牛乳、乳製品があります。

『油』は、遣隋使・遣唐使の時代にゴマ油の搾油技術が伝わり、平安時代にはすでにゴマ油を使った記録があります。その後、精進料理や南蛮料理として、一部の人々には食べられていました。そして、江戸時代になって、しめ木という大規模に油を搾る器具が

開発され、ナタネ油が生産されるようになり、天ぷら屋台が大繁盛します。以降徐々に、庶民に広まっていきました。

鶏は、古くから日本にいましたが、肉食禁止令もあり、『鶏肉』が食べられるようになったのは、江戸時代の後半からです。そして、戦後になって採卵養鶏が始まり、さらに、1960年頃にアメリカからブロイラー（肉用の若鶏）の養鶏が導入されたことによって一気に広まりました。

『卵』は、南蛮料理が入ってきた室町時代の末期から徐々に食べるようになり、江戸時代には、卵料理の本が出版されています。ただし、大規模な養鶏が行われているわけではなかったので、卵は貴重品でした。値段が下がって広く食べられるようになったのは、1960年代以降です。

『牛肉』は、まず、明治政府が作った牛馬会社から卸した牛肉で牛鍋屋が開業し、牛鍋が流行しました。明治時代の後半には一旦定着しますが、戦時と戦後の食糧難を経て、1960年代から供給量が増えていきました。

『豚肉』は、明治2年から養豚が始まり、日清・日露戦争で牛肉が不足した時に、消費が拡大しました。明治時代の後半には定着し、大正時代にはトンカツが考案されました。戦後、1960年代から供給量が増えていきました。

『牛乳』は、明治政府の牛馬会社で搾乳技術を学んだ人が、牛乳販売店を開業したのが始まりです。その後、低温加熱殺菌法とガラス瓶を使って、牛乳の宅配が始まりました。しかし、普及は進まず、多くの人が牛乳を飲むようになったのは1950年代以降です。『乳製品』のチーズ・バター・ヨーグルトは、明治時代から生産が始まっていましたが、大きく普及したのは、朝食にパンが食べられるようになった1970年代以降。さらに、ヨーグルトの普及は最近のことです。

以上の8品目の食材は、明治時代にはほぼ海外から伝わっていましたが、今のように日常的にたくさん食べられるようになったのは、戦後の高度成長期以降の、ここ50〜60年のことです。

それ以前に、日本人が食べていたのは、玄米・白米を主食に、梅干しと漬け物と味噌汁を添え、緑野菜、根菜、海藻を中心に、小魚介類、豆きのこを使った副菜でした。お米と野菜類は、ほぼ3000年前から食べ続け、梅干しと漬け物と味噌汁は、少なくとも800年ほど前から食べ続けています。

『食べたものが血液をつくり、血液がからだをつくる』ので、日本人のからだは、長く食べ続けてきたもので作られ、それに適応しているはずです。ここ50〜60年で、急激にかつ大量に食べるようになった前述の8品目は、長い視点で考えると、からだにとっては異物であるとも考えられます。

人間には免疫システムがあり、異物が侵入した場合、まず、体内に吸収される前に、嘔吐や下痢、涙や鼻水、せきやくしゃみで、排出しようとします。しかし、体内に吸収されてしまったら、神経レベルでは、自律神経が働いて、体温や呼吸、血管や臓器が自律的に反応します。さらに、血液や細胞レベルでは、白血球が戦ってくれています。そして、一度戦った異物は記憶され、その異物を無毒化する抗体を作り、次に備えます。しかし、急激に大量の異物を摂取すると、臓器など各器官が機能できなかったり、免疫システムが混乱して、からだが不調になったり、病気になるのは必然だと思います。

また、日本人の腸は欧米人より長く（草食動物の腸は長く、肉食動物の腸は短い）、日本人にアルコールや牛乳の分解酵素を持つ人が少なかったり、欧米人に海藻類の消化酵素を持つ人が少なかったりします。これらは、長い食生活に対応して、からだが適応できるように変化することを表しています。しかし、50〜60年という短い時間では、腸が長くなったり、新しい酵素を得たりする大きな変化は困難です。今を生きている人々のからだは、長く日本人が食べて、からだを養ってきたものを中心に食べることが、一番からだに負担が少なく、健康を保つことができると考えられます。

ボクのからだを変えた秋山先生の料理が、日本人が長く食べて、からだを養ってきた食事にいちばん近い料理だと確信しています。

野菜類（お米・緑野菜・根菜・海藻を中心に、小魚介類・豆きのこ）が持つ本来の味や甘みを引き出し、だしと本物の調味料（昔ながらの手作業でつくられた塩・味噌・醤油・みりん・酒・酢）を使って丁寧に調理する。野菜とだしと調味料が組み合わされて生まれる、シンプルで穏やかだけど深みのある美味しさ、重ね合わせた味が混じり合い調和する美味しさです。

日本人を元気で健康にする、忘れてはいけない料理だと思います。

美味しく食べる工夫や知恵を積み重ねてきた歴史

長くなりましたが、ここまで野菜と食材の歴史を追ってきました。ここからは料理の歴史をお伝えします。

料理は、人類が『火』を得たことから始まります。火を得たことで、肉類の消化吸収が容易になり、人類の消化酵素では分解できなかった植物のデンプン（β‐デンプン）を、加熱することで消化吸収できるようになりました。

ほとんどの植物のデンプンは動物には分解が難しく、草食や雑食動物は、反芻のための前胃や長い大腸、盲腸や結腸に共生している微生物がデンプンを分解して、糖分をほぼ含まない分解物を吸収しています。生食で消化吸収できる植物の糖分やデンプンは、果物や果菜、ヤマイモ、カブ、大根、人参などに限られていました。しかし、火を得たことで、米や小麦などの穀類、豆類や根菜類や葉菜類など多くの植物のデンプンを、効率的かつ大量に吸収できるようになりました。その結果、脳にブドウ糖を安定して供給できるようになったため、人類の脳が大きくなったという学説もあります。

人類は、火を使うことで、食べる肉類も増えましたが、植物が光合成で作り出すデンプンを糖分として得られるようになりました。マクロな視点で見ると料理は『火を使い、より多くの植物を食べるようになった歴史』ともいえると思います。

同時に、料理は『美味しく食べる工夫や知恵を積み重ねてきた歴史』でもあります。そこで、日本の料理の歴史を、加熱と調理の視点から調べました。

縄文時代より前は、木や石や灰や植物の葉などを使い、『焼く』『焼き石や灰での加熱』『包み蒸し』等の料理の時代から、縄文時代になると土器を使うようになり、『茹でる』『煮る』が加わりました。当時の味付けは、海水や藻塩や海産物だったと考えられます。そして、縄文時代晩期には製塩土器が見つかっていることから、約３０００年前には塩を作り始めたと考えられます。

また同時期に、稲の栽培が始まり、米が主食になりました。米の食べ方は、いろいろな方法が試されたと考えられます。底にコゲが残っている土器が多く見つかっているので、米を海水など水に浸して煮ることから始まり、水加減には相当苦労したようです。その後、最初は多めの水で煮て、お米が煮えてきたら水を除いて弱火で蒸し煮する湯取り法、さらに、古墳時代には、甑《こしき》と呼ばれるお米を蒸すための土器が作られるようになり、蒸したお米（強飯《こわいい》）を食べていたと考えられます。

奈良時代には、食事は1日2回、強飯を食べていました。強飯を乾燥させた糒《ほしいい》を保存して、水や湯で戻したものも食べていたようです。

平安時代には、貴族は、半白米か白米に近いお米を水で煮た固粥《かたかゆ》（姫飯《ひめいい》と呼ばれる水分の少ない粥で、現代のご飯に近いもの）を食べるようになりました。庶民はアワやヒエなどの雑穀、玄米に雑穀を混ぜた雑飯や玄米に野菜を混ぜた糅飯《かてめし》を食べていたようです。

鎌倉時代になると、武士は玄米を食べ、鎌倉時代の後半には、かまどで金属の羽釜を使ってお米を煮炊きするようになりました。鎌倉～室町時代にかけて、農業の生産力が向上し、庶民もお米を常食するようになります。

江戸時代の初期も玄米が食べられていましたが、江戸時代の中期以降は白米が食べられるようになり、現在の炊き方、例の「初めちょろちょろ、中ぱっぱ～」の炊き方（炊き干し法）になりました。江戸時代末期の文献には、白米だけではなく、麦飯・ヒエ飯・

アワ飯・キビ飯・ソラマメ飯・エンドウ飯・ササゲ飯・小豆飯・大豆飯・大根飯・タケノコ飯・松茸飯・里芋飯・シソ飯など、いろいろな混ぜ飯が食べられていた記録があります。

話を加熱と調理に戻しますと、奈良～平安時代は、食材を『焼く』『茹でる・煮る（ほとんど味付けしないで）』で加熱して、『塩・酢・醬・醢《ししびしお》（鳥獣魚貝を塩漬けして発酵させた塩辛のようなもの）』を使い、各自が味付けをして食べていました。

鎌倉時代になって、お寺の精進料理で、すり鉢が使われるようになり、『する』『和える』が生まれ、『だし（昆布・干し椎茸・カツオ節）』が使われるようになり、『煮る（煮物）』が登場します。さらにこの時代に、『味噌』と『醬油（鎌倉時代の後半）』がつくられるようになります。

室町時代には、包丁が発達し、『切る』ことが料理の技術とされ、料理の流派の料理書が出版されます。生魚を切って酢や醬に浸して食べていたものを、『刺身』と呼ぶようになり、醬油を使って食べるようになりました。

基本的な調味料の『塩・味噌・醬油・酒・酢』と、昆布・干し椎茸・干し鰹のカツオ節

（現在の焙乾させた荒節と焙乾させてカビを利用する枯節は江戸時代から）などの『だし』が出揃いました。ただし、『みりん』は室町末～江戸時代には甘い酒として飲まれ、料理利用での普及は戦後になります。

この時代に、『焼く』『茹でる・煮る』に加えて、『だし』と『調味料』がほぼ出揃い、『煮る（煮物）』と『和える』が広まりました。

戦国～安土桃山時代になると、お寺の精進料理やポルトガル人が伝えた南蛮料理では油が使われていました。しかし、油は貴重品だったため、『揚げる』が庶民に広まるのは、江戸時代になって菜種《なたね》油の生産が増え、「天ぷら」が流行してからです。また、『炒める』が広まるのは、多くの西洋料理が取り入れられた明治時代以降のことです。

「人の健康のことを言ってきたので、自分が死んでいくときは、飲まず食わずで一人静かに死んでいきたい」

ボクがふるさと村に来た当初、毎日、母屋で作業をして、秋山先生の作った食事をいただき、秋山先生からいろいろなことを教わりました。日々、先生から教わる内容があまりにも多く、一言も漏らさないように、必死でメモを取りました。ここまでご紹介したものも含みますが、先生から話を聞いてそこでとったメモを、ここでそのまま掲載します。

物事の本質や本物を求め続けた秋山先生の言葉は、とても強くこころに響きます。少しわかりにくいかもしれませんが、あえて発言の状況やボクの説明は加えず、秋山先生の言葉の数々を読んでみてください。

余談ですが、先生はよく俳句を詠まれ、その俳句が縁で食養の師である沼田先生との出会いがあったそうです。短い言葉の中に本質と深い意味が込められています。先生の俳句だと思って、じっくり味わってください。

『本当の宝物は健康』
『本当の医学の進歩は、病気が減ること。病気は減っていない』
『人間は、自然のことも宇宙のこともからだのこともまだ殆どわかっていない』
『自然の摂理の前では、人智は無力。人間は自然に謙虚になるべき』
『人間は動物。人間も大自然に生かされている。自然界のありさまを学べ』
『動物に医者はいない。動物は断食・安静・保温でからだを治す』
『体温が1度下がると、免疫力は30〜40％低下し、
1度上がると、免疫力は30〜40％上昇する』
『現代人は体温が低下している。
運動不足・塩不足・夏野菜の年中摂取・糖分過多・シャワーが原因』
『ガンは、体温が35度で一番繁殖する』
『人間は、空気、水、塩、食べものの順で必要』
『体の約60％は水分。健康にはよい水が必要。
よい水を求めてふるさと村にたどり着いた』

『食べものが血液を作り、血液がからだを作る』

『健康の元は、食べものの内容と質の高さと量、腸内環境、よく嚙むこと、メンタル』

『病気は、血液の劣化でおこる』

『血液は、3～4カ月で入れ替わる。血液をキレイにすれば、病気は治る』

『血液のpHは、ほぼpH7・39（弱アルカリ性）で維持されていて、これを維持するために内臓が働いている。乱れた食生活をすると、このpHを維持するために内臓は酷使され、弱った臓器から病気になる』

『病気は、文字通り、気の病でもある。

精神の働きはからだと深く連動していて、精神からくる病気もある』

『悪い食事は精神を乱し、良い食事は精神の安定につながる』

『白米は、浸水して1週間後、腐敗する。

玄米は、浸水して1週間後、発芽する。

白米と玄米はまったく違う食べもの』

『肉・油・砂糖と縁を切るだけで、体調はよくなる』

『塩を愛して、砂糖を滅す』

『人間は、添加物や薬品を分解する酵素を持っていない』

『添加物や薬品の分解ため、特に肝臓と腎臓に大きな負担がかかっている』

『現代の日本人は、添加物を一人年間約４kg摂取している。

添加物の摂取量の増加とガン死亡者数の増加は一致している』

『食べることは、生きることと同時に、命を縮めること』

『一生に食べられる量は決まっている。

一汁一菜のお坊さんは長生きが多い』

『咀嚼（よく噛むこと）は、自らでできる命を長らえる唯一の手段』

『人類は飢えの歴史。祖先は何千年もの間、多品目を食べていない』

『からだが危機感を感じると免疫力が上がる。

断食をすると、内臓を休めるとともに、からだは危機感を感じて免疫力が上がる』

『断食や少食にすると、食べて消化することに使っている大きなエネルギーを患部の治癒に使える』

『断食や少食は、ガンに与える栄養を断つことになる』

『いきなりガンになるのではなく、ガンになるには10～15年かかる。

それまでの食事・生活・生き方が原因』

『西洋医学は対症療法。東洋医学や漢方は、体温を上げて、免疫力を上げ、自分の持っている力を引き出し、自分で治す』
『貝原益軒の腹八分は、現在の腹二分。
現代人は食べすぎで、体力と免疫力が落ちている』
『食養は、効果が出る（血液が入れ替わる）のに時間がかかり、ちゃんと嚙まないと効果がない（玄米を消化できない）、必ず病気が治るとは言えないが、副作用はなく、食事を変えると、大きく人生は変わる』
『食養は、大地のエネルギーの実りをいただき、生命力を高めること』

そして、次の言葉は、まさに辞世の句のようです。

『人の健康のことを言ってきたので、自分が死んでいくときは、飲まず食わずで一人静かに死んでいきたい』

秋山先生は、この言葉通り、最後、食べること飲むことがなくなり、夜中に一人、手を胸の上で組み、静かに旅立たれました。

最後にもう一度「本当に宝物は健康」

秋山先生は、たびたび戦争にまつわる話をされました。

14歳という多感な年齢で迎えた終戦です。

先生の言葉が強くこころに響くのは、『本物と真実』を求め続けた重さと深さが違うからだ、と納得できました。ここでもボクがとっていた先生のことばのメモからご紹介します。

『常識や科学や文明を盲信せず、「本物と真実」を求める』

『本物は、１００年経っても残る』

『ウソやニセモノは消える』

先生の戦争の話とこれらの言葉が繫がりました。

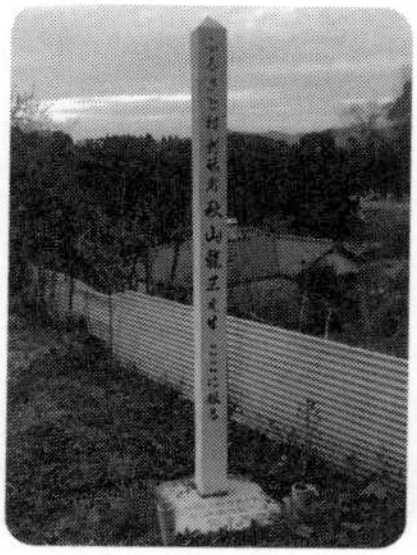

秋山先生、
母屋から富士山を
望む高台に眠る

以下は、食養と戦争以外についての先生の言葉です。

『46億年の地球の歴史を1年で表すと、２００万年の人類の歴史は12月31日の除夜の鐘の直前に過ぎない。人間は自然に謙虚になるべき』

『人間は、自然のことも宇宙のことも、からだのこともまだほとんどわかっていない』

『自然の摂理の前では、人智は無力。

人間は自然に謙虚になるべき』

『60兆の細胞でできているからだは宇宙の縮図。

からだは小宇宙』

『文明は自然に背中を向ける行為』

『科学や文明による便利さやモノの豊かさが、人間をダメにしている』

『贅沢や便利が人間の能力を退化させている。

冷蔵庫のない時代は臭覚で見分けた。

乗り物がない時代は自力で歩いた』

『１００万年単位でできている化石燃料を1年で燃やして、今の贅沢や便利を享受している』

『現在でも70億人の10分の1が飢え、1日に３１０万人が栄養失調で死んでいる。

食糧危機は必ず来る』

『現代は恵まれすぎた不幸な時代』

『現代はモノも情報も豊かで過剰。足りないことから、感謝することを学び、工夫する。豊かでないことで、耐えること、我慢することを学ぶ。その機会を奪っている』

『年齢に見合う生活力を身につけると、自ずと勉強できるようになる』

『子どもは1日でも早く「自立」「独立」させるために育てる』

『魂の触れ合いがないと、教育にならない』

『最高の教師は親』

そして、最後にもう一度、

『本当の宝物は健康』

食養はもちろん、自然や人生や教育についての先生の言葉には、『本物と真実』を求め続けた重さと深さがあります。

おわりに

ボクは2010年に秋山先生とふるさと村に出会い、2011年からふるさと村に住み始めました。そして、最初の2年間に、秋山先生の食養料理をいただき、からだが変わり、大きく人生を変えることができました。

ボクと同じように、秋山先生の考え（食養だけではなく、教育や生き方、人生観や死生観も含めて）とふるさと村の存在で、からだや人生を変えることができる人がきっといると思うようになりました。そのためずっと、秋山先生の考えとふるさと村を多くの人に知ってもらいたいと強く思っていました。

この思いは、ふるさと村に住み秋山先生の食養料理をいただき、実際にボクの体調やからだが変わったことで、当初はボクの話に少し懐疑的だった妻にも伝わり、出版に関わる仕事もしている彼女の働きかけで、2016年に秋山先生と草野さんの共著の『「食事」を正せば、病気、不調知らずのからだになれる　ふるさと村のからだを整える「食養術」』が出版されることになりました。

そして幸いなことに、この本は今でも多くの人に手にとってもらえるようなロングセラーになっています。この本のおかげで多くの人に秋山先生やふるさと村のことを知ってもらい、新しくふるさと村の会員になっていただくこともできて、本当に良かったと思っています。

さらに、この本がたくさんの方に愛読されたおかげで、秋山先生の作る食養料理は具体的にどのようなものなのか、との問い合わせが出版社に多く寄せられました。そして、最初の2年間でボクが食べた722食の秋山先生の食養料理の内容をメモに書き取っていたことがのちの2冊の本の出版に繋がることになりました。

また、ふるさと村は、人員を増やしたり、売上げや利益を出すことを目標にするのではなく、最低限の人数で、農作業から味噌や梅干しなどを手づくりし、梱包や出荷の作業を行っています。そして、市販することなく、会員の皆さまだけに頒布という形で産品を提供しています。そのため会員になってもらえる人数には限りがあります。

企業の多くが、社員の給料を確保して利益を出すため、人員を増やし規模を大きくし宣伝して、たくさん売上げや利益を出すことを目的にします。

もちろん、そうでない企業もあると思いますし、会社を大きくしたり、売上げや利益を上げていくことには意味があり重要なことだと思います。

しかし、秋山先生は、そのような形になると、本物の食材を手づくりして届けるという本来の目的を失う事例をたくさん見てきました。そのため、秋山先生は営利を目的とすることなく、組織も大きくせずに最低限の人員で、ふるさと村の趣旨を理解し賛同し

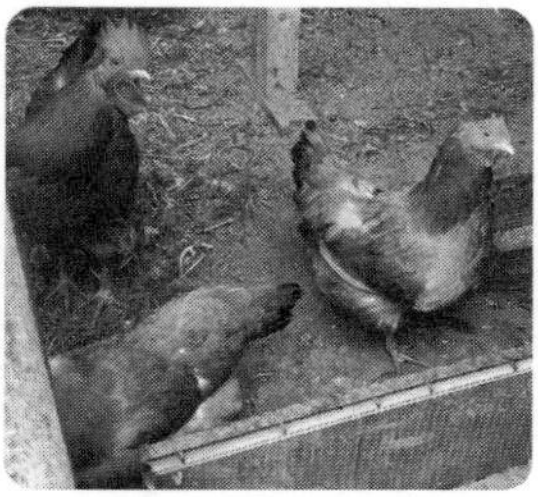

てくださる会員さまだけに頒布するという形で、ふるさと村を運営していました。もちろんそれは現在も変わりありません。

加えて、現代の市販されている食品は、保存料や食品添加物などが含まれているものだけではなく、たとえそれらが含まれていなくても、味噌や醬油、酢や酵素液などの多くは、加熱やアルコール等で発酵を止める処理がされたものが市販されています。そのような処理をすると、品質が変化したり腐敗する危険はほぼなくなりますが、本来含まれているはずの酵素は失活し、酵母や乳酸菌や酢酸菌などの多くは死んでしまっているのです。

秋山先生は、昔はそれらを各家庭で手づくりしていたので、酵素や生きた菌類が豊富に含まれている、本物の食材を食べることが健康に繋っているとも考えていました。

ふるさと村は、保存料や食品添加物などの余分なものが含まれていないだけではなく、酵素や菌類が生きている本物の食材を、その旨を理解していただいた会員の皆さまにお届けする役目も担っています。そして、このような役割を果たせる、唯一無二の存在がふるさと村だと思っています。

今回、秋山先生からふるさと村を引き継いで運営されていた山西さんが奥さまの実家である奄美大島に移住されることで、ボクがふるさと村を引き継ぐことになりました。

先生のように病気の人や重病の人を受け入れ、滞在してもらうことはできませんが、

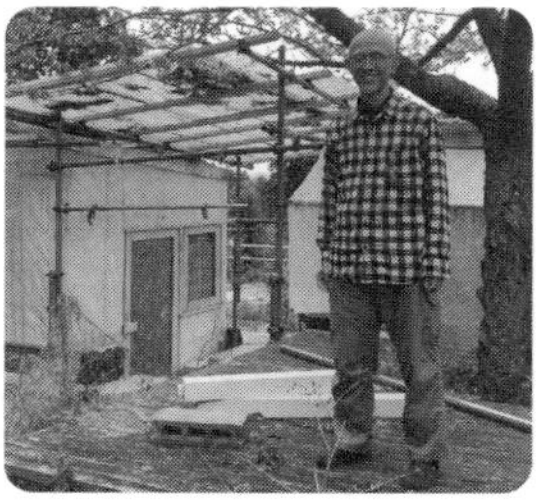

桜咲くなか、
手づくりの小屋の前で

ボクができることは、秋山先生の考えをひとりでも多くの人に知ってもらい、ふるさと村を残し、後世に伝えていくことだと思います。本書は少し前から準備していましたが、この引き継ぎのタイミングとなりました。

最後に、ボクの原稿が遅れてしまったことで、一緒にこの本を作ってくださった皆様には大きなご迷惑とご負担をおかけしてしまいましたが、今回も心和むイラストを描いてくださった草野かおる様、素敵なデザインをしてくださった廣田敬一様、細部にわたる箇所までチェックをしてくださった株式会社たべかたの先生方、ふるさと村まで足を運んでいただいた編集担当の佐藤千秋様、そして、帯にとても素敵なことばを寄せてくださった吉本ばなな様、皆様本当にありがとうございました。編集をしてくれた妻の洋子にも、感謝しています。また、監修を引き受け、引き継ぎ後も奄美大島から大きなサポートをいただいている山西茂様、そして、ふるさと村を支えてくださっている会員の皆様、本当にありがとうございます。皆様のおかげで、すてきな本を作ることができました。

そして、秋山先生に出会えたことに感謝します。先生、本当にありがとうございます。この本が、皆様の健康に少しでもお役に立てれば幸いです。

令和6年3月吉日

伊豆ふるさと村　山田剛

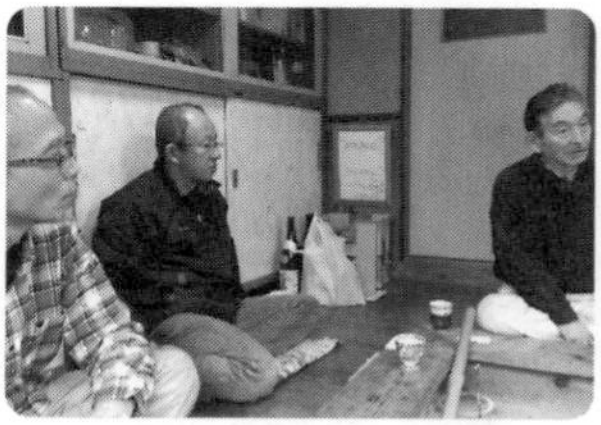
2015年、囲炉裏を囲む、右から、秋山龍三先生、山西茂（本書監修）、山田剛（本書著者）

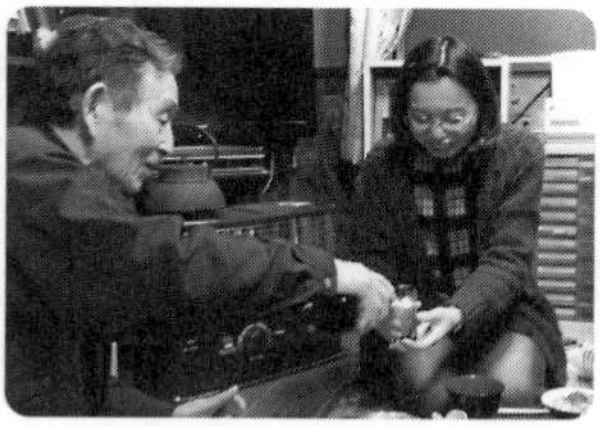
「まあ、いっぱいやりなさい」とビールをすすめる秋山先生、右は草野かおる（本書イラスト）

秋山 龍三（あきやま りゅうぞう）

昭和6年、千葉県成田市で出生、私立成田高等学校を卒業。

千葉県公立小学校教員、経理事務、セールスマン、宗派の管長秘書、ラジオ、テレビの台本作家などのさまざまな職業を経て、昭和50年、JR水道橋駅近くにて、家庭教育、生活指導最優先を謳う私塾「伸英学園」を創設。進学一点張りの風潮の中、「食養」によって家族の健康を守り、家庭教育を最重要視する特殊な塾経営が評判を呼ぶ。塾経営と並行して学校PTAや幼稚園母の会、青年会議所など各方面から講演依頼が続く。

昭和60年より、食糧の完全自給を目的に伊豆半島の西伊豆・松崎町の山中に「ふるさと村」を建設。伐採、開墾、稲作に励み、塾の児童生徒の合宿研修所として生活指導の実践の場に供す。初年度から米の自給をなし、続いて味噌、醤油、柿酢、納豆、豆腐、こんにゃく、飲料等、（食用油を除く）完全自給を達成。塾を閉鎖後は、ふるさと村に定住し、食養の研修、滞在による療養、自給品の頒布などを目的とした村民登録による会員制にて開始。

平成9年、食と血液と生命の本質を追求し、欧米型栄養学の過誤、汚染食品が及ぼす疾病、食養と疾病治療の実際などについて啓蒙、学習、研究等を目的とする「自然食養学会」を設立。現代医療の場では、ガン、アトピー、リウマチ、腎炎、肝硬変などで悩む多くの人が来訪滞在して食養に徹し、著しい快癒率を挙げる。過去の経験、実績に鑑み、メス、薬剤、化学（物理）療法と無縁な、本物の水、空気、人間関係、食の優れた環境の設営で病気を絶つ機構の普及と、後継者の育成に惜しみなく力を注いだ。令和3年5月没。

現在は、秋山先生の遺志を引き継いだ後継者（本書・著者）が、ふるさと村を運営し、前任者（本書・監修者）は移住先の奄美大島で奄美ふるさと村を創設。

山田 剛 (やまだ つよし)

昭和38年、大阪府に生まれる。広島大学法学部を卒業。20年勤めた株式会社ヴィレッジヴァンガードコーポレーションを平成20年に退職し、平成22年に「ふるさと村」を知り、翌年には、西伊豆・松崎町の山奥にある「ふるさと村」に移住。ふるさと村の敷地内で自作の小屋に住み、野菜を野草のように自生させる「自生農」に取り組み、秋山食養の実践と自給自足を目指し活動。令和 5 年より、ふるさと村の運営を行う。著書に『伊豆の山奥に住む仙人から教わったからだがよみがえる「食養術」―ダメなボクのからだを変えた 秋山先生の食養ごはん』(徳間書店)、『病気、不調知らずのからだになれる ふるさと村の食養ごはん』(ディスカヴァー 21)がある。

草野かおる (くさの かおる)

セツ・モードセミナー卒。出版社勤務の後イラストレーターとして活躍。夫、2 人の娘あり。雑誌を中心にカットやイラストルポなどを手がける。PTA、自治会を通じて 16 年にわたり防災勉強会や防災訓練などで、防災活動に関わったことを生かし、東日本大震災の数日後、ブログにて発信を始め、『4 コマですぐわかる みんなの防災ハンドブック』(ディスカヴァー 21)で著者デビュー。新聞、雑誌、テレビ、ラジオ出演のほか、講演会など多岐にわたって活動中。『おうち避難のための マンガ 防災図鑑』(飛鳥新社)、『60 歳からは「自分ファースト」で生きる。』(ぴあ)がある。

監修者:山西 茂 (やまにし しげる)

昭和 38 年、徳島県生まれ。会社員として橋梁の施工と設計の仕事に 21 年従事した後、平成 17 年に伊豆ふるさと村に移住し、食養を学ぶ。やがて秋山先生より、平成 27 年から伊豆のふるさと村の運営、自然食養学会を引き継ぎ、村長として活動。家族の移住がきっかけで令和6年1月より奄美大島にて新たな生活のスタートをきり、奄美ふるさと村を創設。

初出

本書は「楽我記」「ふるさと村通信」に掲載されたものに加筆・修正のうえ、再構成してまとめました。

参考文献

「新・食品事典 1〜14」河野友美[編](真珠書院)
「日本の野菜文化史事典」青葉 高(八坂書房)
「和の食 全史:縄文から現代まで」永山久夫(河出書房新社)
「歴史ごはん 食事から日本の歴史を調べる 1〜3」永山久夫(くもん出版)
「国民食の履歴書」魚柄仁之助(青弓社)
「食と日本人の知恵」小泉 武夫(岩波現代文庫)
「だしの神秘」伏木 亨 (朝日新書)
「コクと旨味の秘密」伏木 亨(新潮新書)
「10 品でわかる日本料理」髙橋 拓児(日本経済新聞出版社)
「江戸の食生活」原田信男(岩波現代文庫)

監　修:山西 茂
デザイン:廣田敬一(NEUTRAL DESIGN)
編　集:山田洋子(オフィスカンノン)
校　閲・編集協力:株式会社たべかた
校　閲:みね工房
編集担当:佐藤千秋

からだをなおせるのは自分《じぶん》だけ

こころとからだを整《ととの》える 伊豆《いず》ふるさと村《むら》 秋山先生《あきやませんせい》の言葉《ことば》

2024 年 3 月 13 日　第 1 刷
著　　者:山田 剛
イラスト:草野かおる
発行者:菊地克英
発　行:株式会社 東京ニュース通信社
〒104-6224 東京都中央区晴海 1-8-12
TEL:03-6367-8023
発　売:株式会社 講談社
〒112-8001 東京都文京区音羽 2-12-21
TEL:03-5395-3606
印刷・製本:株式会社シナノ

ISBN 978-4-06-535128-4